Die homöopathische Arzneimittelprüfung

- Dynamik und Methode

Jeremy Sherr

Vorwort von Edward C. Whitmont

Die englische Originalausgabe erschien unter dem Titel „The Dynamics and Methodology of Homeopathic Provings". Herausgeber der englischen Ausgabe: DYNAMIS BOOKS, 6 North Malvern Rd., Malvern, WR 14 4LT. Copyright © 1994, Jeremy Yaakov Sherr MCH, FSHom, RSHom. Die Übersetzung folgt der 2. Auflage.
Repertorising a Proving, © 1994, Dee McLachlan; Provings in Relation to Clinical Drug Trials, © 1994, Elaine Walker; Redaktion der engl.Ausgabe: Elaine Walker R.S. Hom P.C.H, Christine Millum RSHom, Wenda O'Reilly PhD, Melanie Kornfeld Grimes.

Ein besonderer Dank gilt der Firma Similasan in Jonen, Schweiz, die mit ihrer großzügigen Unterstützung die Übersetzung des Buches möglich machte.

Aus dem Englischen übertragen von Sabine Kämpfe

Copyright der deutschen Ausgabe © Verlag Jörg Wichmann, Rösrath

FAGUS- Verlag, Jörg Wichmann
Eigen 81, D- 51503 Rösrath, Germany
Fax: +49-2205-912563
e-mail: Joerg.Wichmann@t-online.de

1. Auflage   Okt. 1998

Umschlaggestaltung: Dragon Design, Fred Hageneder, Tel/Fax. 0044-1452-812008
Druck: Books on Demand, LIBRI, Hamburg

ISBN 3-933760-00-3

Prüfung

als ob
eine Gruppe Naturliebhaber
sich auf die Reise macht
sie ziehen dahin auf wenig begangenen Pfaden
sie reisen gut gerüstet
suchen neue Abenteuer
sie pilgern zum Gral
einer hilft dem andern
sie schreiben alles auf.
Schließlich am Ziel
die Reise fast vollendet
zurück zum Lager
aus Stückwerk wird ein Ganzes
besprochen wird jeder Aspekt
und alles was sie sahen.
Ist das Symptom nun neu
oder nur ein Traum.
War ich schon hier vor langer Zeit
vielleicht ein déjà vu
wie es im Buche steht
nichts ist neu.
Die Saat, in der Erde vergraben
aus tiefstem Innern aufgespürt
mag neu aussehen
und ist doch gleich,
und war bereits.
Begreifen wir das Feine
oder sind wir zum Leiden
an schwerer Krankheit bestimmt.
Schaut nicht nur zu bei dieser Tournee,
vom Sessel aus zur Mattscheibe.
Warum reist ihr nicht selbst,
geht vorsichtig vor.
Denn wenn ihr zurück in der Praxis seid
beim Heilen der Patienten
ist der Beweis zum Greifen nah
und nicht nur Hirngespinst.

„Also genau, sorgfältig genau, müssen die Arzneien, von denen Leben und Tod, Krankheit und Gesundheit der Menschen abhängen, von einander unterschieden und deshalb durch sorgfältige, reine Versuche auf ihre Kräfte und wahren Wirkungen im gesunden Körper geprüft werden, um sie genau kennen zu lernen und bei ihrem Gebrauche in Krankheiten jeden Fehlgriff vermeiden zu können, indem nur eine treffende Wahl derselben das größte der irdischen Güter, Wohlsein des Leibes und der Seele, bald und dauerhaft wiederbringen kann."

Samuel Hahnemann, Organon § 120

Ohne hinauszugehen,
kannst Du die ganze Welt verstehen.
Ohne aus dem Fenster zu schauen,
kannst Du das Wirken des Himmels sehen.

Tao te King, 47

Ich danke:
Roger und Claire Ash Wheeler, Mary Gooch, Jenny, David Powell, Rowan
Jackson, Kathy Lukas, Francis Treuherz, Robert Nichols, Jean Pierre Jansen,
Jayesh Shah
und allen Studierenden der Dynamis School

Beiträge:
Repertorisation einer Prüfung: Dee McLachlan PCH
Arzneimittelprüfung im Vergleich zur klinischen Arzneiprüfung: Elaine Walker

Dieses Buch ist allen PrüferInnen gewidmet.

Inhalt

Vorwort

von Edward C. Whitmont M.D.

Paracelsus, Arzt des Mittelalters und bedeutender Vorläufer Hahnemanns, behauptete „es gibt keine einzige Krankheit, für die nicht ein Mittel erschaffen worden wäre, das sie vertreibt und heilt". Die Prüfungen von Hahnemann, Kent und ihren Anhängern, zu denen der Autor dieses Buches gezählt werden muß, haben per Experiment die Gültigkeit dieser bedeutsamen Aussage festgeschrieben. Die Vielzahl von Substanzen, die es auf der Erde gibt, scheint tatsächlich ein Ebenbild der vielfältigen Krankheiten und inneren Konflikte der Menschen zu sein.

Falls wir die Hoffnung hegen, dieses Heilungspotential in seiner ganzen Fülle zu nutzen, müssen noch unzählige Arzneimittelprüfungen durchgeführt werden. Aber je mehr Einzelheiten wir über die Substanzen ans Tageslicht bringen, desto häufiger werden wir zwangsläufig auf Verwirrung und Überschneidungen bei den Details stoßen. Mit der relativ beschränkten Anzahl von Polychresten, die uns frühere Lehrer an die Hand gegeben haben, war die Verschreibung zwar weniger wirksam aber einfacher als heute, mit einer Ansammlung hunderter „kleiner" Mittel. In Zukunft werden wir es vielleicht mit Tausenden noch feiner abgestimmter Mittel zu tun haben, die sich aufgrund späterer Prüfungen sehr ähnlich sehen. Daher muß man bei der Arzneimittelprüfung und der Auswertung der Prüfung noch genauere Vorgehensweisen anwenden, damit wir unsere Aufmerksamkeit noch präziser auf spezifische Unterscheidungselemente lenken können.

Jeremy Sherr hat bereits unser Repertoire erweitert. Aus seinen Erfahrungen als Prüfungsleiter schöpfend, ist er nun meines Wissens der Erste, der es sich zur Aufgabe gemacht hat, gewissenhaft die Grundregeln für sorgfältige und gründliche Prüfungen darzulegen, die in der Lage sind, eine einheitliche Beurteilung unserer Arzneien zu gewährleisten. Die Bedingungen und Anforderungen, die er stellt, beruhen eindeutig auf Hahnemanns eigenen Vorstellungen.

Abgesehen von den sonderlichen, ungewöhnlichen und eigenheitlichen Leitsymptomen müssen wir die genaueren Details der einzelnen Konstitutionstypen und Persönlichkeiten, die am stärksten auf eine bestimmte Substanz reagieren, festlegen und studieren. Wir müssen noch sehr viel feinere und differenziertere Typen entdecken, als üblicherweise in unseren Arzneimittellehren und Repertorien aufgeführt sind. Die meisten unserer Gemütsrubriken unterscheiden nach äußerlich sichtbarem und bewußt erkennbarem Verhalten, z.B. Angst .. im Bett .. um die Gesundheit .. am Abend usw. Diese Personenbeschreibungen haben zwar innerhalb ihres begrenzten Bereichs (und den zahlreichen Erwähnungen) ihre Gültigkeit, werden aber den tieferen Schichten der unbewußten Motivation und der

Psychodynamik nicht gerecht. Hierzu ein paar Beispiele: Die Angst geht womöglich auf eine Unsicherheit im Selbstbewußtsein zurück (Lyc), rührt aus einem inneren Drang zu dienen und sich Aufgaben in der Gemeinschaft anzunehmen (Aur), oder ist auf blanke paranoide Furcht zurückzuführen (Ars) usw. Für eine solche psychodynamische Durchdringung sind die meisten der bereits vorhandenen Prüfungen, auch die der großen Polychreste, mehr als unzureichend. Sie wurden zu einer Zeit durchgeführt, als Geist und Bewußtsein noch als identisch galten und es noch an einer Psychologie des Unbewußten fehlte. In diesen Prüfungen wurden im wesentlichen die geistigen und emotionalen Symptome so aufgelistet, wie es den Prüfern möglich war, etwas an sich selbst zu bemerken und darüber bewußt zu berichten. Wir wissen heute, daß das nur ein Bruchteil von dem ist, was sich tatsächlich in ihrem Unterbewußten abspielt und zuweilen überhaupt nicht damit übereinstimmt. Es sind eher unsere unbewußten und nicht unsere bewußten Gefühle, Gedanken und Motivationen, die unseren Gesundheits- und Krankheitszustand bestimmen. Zukünftige Prüfungen werden sich daher auch mit der Erforschung der unbewußten Psychodynamik befassen, und zwar nicht nur während, sondern auch im Vorfeld der Prüfungen.

Eine wichtige Neuheit in der Arbeit von Jeremy Sherr ist, daß er durch den Hinweis darauf, daß die Placebowirkung auf teilnehmende Prüfer der Wirkung der eigentlichen Prüfsubstanz sehr nahe kommt, die Aufmerksamkeit auf die unbewußte Psychodynamik lenkt.

Als Studie über ein neu erschlossenes Gebiet verdient dieses Buch unseren immerwährenden Dank.

Vorwort zur deutschen Ausgabe

Die bis heute vorhandenen Arzneimittelprüfungen basieren auf der Arbeit vieler Homöopathen der vergangenen 200 Jahre. Hahnemann begann mit dieser Arbeit, sie wurde durch Kent und viele andere erweitert. Wie arm wären wir Homöopathen, wenn nicht immer wieder KollegInnen dazu beigetragen hätten, daß heute viele homöopathisch geprüfte Mittel zur Verfügung stehen.

Aber dürfen wir jetzt aufhören und uns auf dem bisher Erarbeiteten ausruhen? Dies würde gewiß nicht der Idee Hahnemanns entsprechen, der sein Leben der Arbeit am Patienten UND der Prüfung homöopathisch aufbereiteter Mittel widmete. Die Arzneimittelprüfung stellt ein Gegengewicht zur Arbeit am Patienten dar und ist damit ein wichtiger Faktor beim Studium der Homöopathie.

Jeremy Sherr hat viele von uns motiviert und uns auch vorgelebt und damit für uns erarbeitet, wie homöopathische Prüfungen nach den Regeln, die Hahnemann im Organon festlegte, ablaufen können. Wir verdanken ihm nicht nur neue Prüfungen wie Androctonus, Hydrogenium, Schokolade, Adamas, Germanium und viele mehr, sondern auch seine Vorschläge und Hinweise zur Methodik homöopathischer Prüfungen.

Es ist mir eine große Freude, daß seine Gedanken und genauen Anweisungen in die deutsche Sprache übersetzt wurden. Denn nur wenn wir alle gemeinsam überall auf der Welt dazu beitragen, daß sorgfältig vorbereitete und exakt durchgeführte Prüfungen stattfinden, wird der Schatz der Materia Medica, den wir bis heute zur Verfügung haben, erweitert. Das vorliegende Buch wird jedem Suchenden in der Homöopathie wichtige Erkenntnisse und Einsichten vermitteln können.

Anne Schadde, München, im Juli 1997

Einleitung

Wir genießen das Privileg, in einer Zeit zu leben, in der die Homöopathie eine Blüte erlebt. Im Laufe dieses noch jungen Wachstums unserer geliebten Wissenschaft haben Studierende und Behandler ein wiedererwachendes Interesse an der Theorie und der Praxis von Arzneimittelprüfungen bekundet. Zahlreiche Homöopathen haben sich an mich gewandt und mich um Rat zur Methode gebeten, da es kaum aktuelles Material zu diesem Thema gibt. Der größte Teil der klassischen Informationen ist über die gesamte homöopathische Fachliteratur verstreut, und es gibt nur wenige zuverlässige zeitgenössische Quellen. Die schwierigsten Bereiche einer Prüfung wie Auswertung und Zusammenstellung der Prüfungsdaten sind nicht gut dokumentiert worden, so daß der Homöopath, der sich auf die Reise einer neuen Prüfung begibt, feststellen muß, daß die Landkarte unleserlich und voller Ungereimtheiten ist.

In den letzten Jahren habe ich streng nach Hahnemann Prüfungen von Androctonus, Hydrogenium, Schokolade, Brassica, Germanium, Neon und Adamas (Diamant) durchgeführt. Sie gaben mir die Gelegenheit, einen Schatz an Erfahrungen zu sammeln. Ich gebe daher diese Arbeiten als Katalog meines jetzigen Wissens weiter in der Hoffnung, daß sie zu einem größerem Verständnis für das Thema und zu mehr Prüfungen von hoher Qualität führen werden. Mit diesem Ziel vor Augen habe ich die meisten zugänglichen Quellen durchforscht und sie mit meinen bei der Durchführung von Prüfungen gewonnenen Einsichten vereint.

Diese Aufzeichnungen sind weder als abgeschlossen noch als endgültig zu verstehen. Sie stellen eher einen Leitfaden dar, eine Ansammlung von Ideen, die revidiert und ergänzt werden kann. Unsere Wissenschaft ist jung, und wir alle müssen viel lernen. Ich freue mich daher schon auf die Kommentare und Gedanken meiner Kolleginnen und Kollegen.

Das Prüfen neuer Mittel war für mich und meine Studenten eine Freude und eine großartige Erfahrung. Ich hege die Hoffnung, daß dieses Buch für die Homöopathen eine Anregung zu neuen und besseren Prüfungen sein wird, so daß wir alle in den Genuß dieses wundervollen homöopathischen Prozesses kommen können.

J.Y.S.

Einleitung zur zweiten Auflage

Seit der Veröffentlichung der ersten Auflage dieses Buches hat mich die beeindruckende Zunahme an Qualität und an Quantität der homöopathischen Arzneimittelprüfungen angenehm überrascht. Fast wöchentlich erfahre ich von neuen Prüfungen und habe im Anhang ungefähr 370 von ihnen aufgeführt. Im Vergleich dazu waren es vor zwei Jahren 182. Einige davon sind darüber hinaus vollständige Prüfungen nach den Regeln Hahnemanns, d.h. sie umfassen die gesamte Totalität der Symptome, sind lange genug von einem Supervisor begleitet worden, sind doppelblind, ohne vorgefaßte Meinung und erheben einen hohen Anspruch.

Ich habe viele positive Reaktionen auf dieses Buch bekommen, das seinen Zweck zu erfüllen scheint, nämlich zur Prüfung zu motivieren und Prüfungen durchzuführen. Viele Homöopathen merken, daß die Erfahrung einer dynamischen Prüfung ein unerläßlicher und inspirierender Teil ihrer Ausbildung und ihres Wachstums ist.

Die nächste Herausforderung für die homöopathische Gemeinschaft stellt die Veröffentlichung dieser Prüfungen dar. Die meisten der im Anhang genannten Prüfungen sind gar nicht verfügbar. Ohne Veröffentlichung jedoch sind unsere Prüfungen unsichtbar und nutzlos. Ich habe auch viele Berichte über Erfolge mit Hydrogenium, Schokolade und Androctonus erhalten, mit denen anhand ihrer Veröffentlichung gut gearbeitet werden konnte. Ich meine jedoch, daß wir uns jetzt die gesammelten Veröffentlichungen ganz in der Tradition von Hahnemann, Allen und Hering, vornehmen sollten, und damit einen leichten und mühelosen Zugang zu allen unseren neuen Mitteln ermöglichen.

Angesichts der Jahrhundert- und Jahrtausendwende müssen wir uns neuen und manchmal auch erschreckenden Änderungen der Krankheitsmuster stellen. Wir sind aufgerufen diesen Ereignissen im Vertrauen auf eine umfassende und zuverlässige Materia Medica zu begegnen. Treten wir dieser Herausforderung mit höchster Qualität, Aufrichtigkeit und Sorgfalt entgegen.

J.Y.S.

Über die Dynamik von Arzneimittelprüfungen

Die Notwendigkeit von Prüfungen

Arzneimittelprüfungen sind die Pfeiler auf denen die homöopathische Praxis ruht. Ohne genaue Prüfungen können alle zur Verschreibung führenden Hinweise bestenfalls vage Vermutungen und schlimmstenfalls reine Erfindung sein. Es gibt keinen anderen Weg, um die Wirkung irgendeiner Substanz als Arzneimittel mit einem gewissen Grad an Genauigkeit vorauszusagen. Die Verwendung der Signaturenlehre, der Toxikologie oder weit hergeholte Überlegungen können sich nicht annähernd mit dem genauen Wissen messen, das wir durch eine gründliche Prüfung erlangen. Wie es Hahnemann im *Organon*, § 21, ausdrückt:

> „... und daß wir uns daher nur an die krankhaften Zufälle, die die Arzneien im gesunden Körper erzeugen, als an die einzig mögliche Offenbarung ihrer inwohnenden Heilkraft, zu halten haben,..." (1)

und in § 110:
> „... indem weder durch vernünftelnde Klügelei a priori, noch durch Geruch, Geschmack oder Ansehen der Arzneien, noch durch chemische Bearbeitung, .. die reinen,`eigentümlichen Kräfte der Arzneien zum Heilbehufe zu erkennen sind;" (1)

Nach dem Obengenannten ist es unser gutes Recht, gründliche und umfangreiche Prüfungen durchzuführen. Nur wie können mehr Prüfungen der Homöopathie weiterhelfen, wo wir doch schon mit so vielen Arzneimitteln gesegnet sind? Die Materia Medica wimmelt nur so von viel zu wenig verwendeten kleineren Mitteln. Ein weiteres Mittel könnte als eine zusätzliche Belastung für unsere überladene Materia Medica und die Repertorien verstanden werden.

Hahnemann hat sogar selbst in den *Chronischen Krankheiten* den Gedanken nahegelegt, daß die Prüfung von neuen Mitteln unser Problem nicht lösen würde.

> „Woran lag es bei den Tausenden fehlgeschlagener Bemühungen, die übrigen Krankheitsfälle langwieriger Art so zu heilen, daß dauerhafte Genesung davon erwüchse? Vielleicht an der noch zu geringen Zahl der auf ihre reinen Wirkungen ausgeprüften, homöopathischen Heilwerkzeuge! Hiermit trösteten sich bisher die Schüler der Homöopathie; aber dem Gründer derselben genügte diese Ausflucht oder dieser sogenannte Trost nie - auch schon deshalb nicht, weil auch der von Jahre zu Jahre sich mehrende, neue Zuwachs an geprüften, kräftigen Arzneimitteln die Heilung der chronischen

(unvenerischen) Krankheiten um keinen Schritt weiter brachte,..." (2)

Hahnemann will in diesem Zusammenhang sagen, daß ohne ein echtes Verständnis vom inneren Wesen von Krankheit und Heilung die Kenntnis von mehr Mitteln nicht wirklich weiterhilft. Umfangreiches Wissen über die Materia Medica ist nur ein Aspekt der Homöopathie und ersetzt nicht ihre Philosophie. Hahnemann hatte die ernsthafte Absicht, Prüfungen von Qualität durchzuführen, so wie es im § 145 steht:

„Freilich kann nur ein sehr ansehnlicher Vorrat genau nach dieser, ihrer reinen Wirkungsart in Veränderung des Menschenbefindens gekannter Arzneien uns in den Stand setzen, für *jeden* der unendlich vielen Krankheitszustände in der Natur, für *jedes* Siechtum in der Welt, ein homöopathisches Heilmittel, ein passendes Analogon von künstlicher (heilender) Krankheitspotenz auszufinden." (1)

Und in einer Fußnote zum selben Paragraphen:

„Was wird aber dann erst an Heilung im ganzen Umfange des unendlichen Krankheits-Gebietes ausgerichtet werden können, wenn mehr *genaue* und *zuverlässige* Beobachter sich um die Bereicherung dieser einzig echten Arzneistoff-Lehre durch sorgfältige *Selbstversuche* verdient gemacht haben werden! Dann wird das Heilgeschäft den mathematischen Wissenschaften an Zuverlässigkeit nahe kommen." (1)

Er führt aus, daß in dem Fall, wo das Simillimum nicht geprüft worden ist, er gezwungen sei, weniger genau zu verschreiben:

„Zuweilen trifft sich's *bei der noch mäßigen Zahl genau nach ihrer wahren, reinen Wirkung gekannter Arzneien*, daß nur ein Teil von den Symptomen der zu heilenden Krankheit in der Symptomenreihe der noch am besten passenden Arznei angetroffen wird, folglich diese unvollkommene Arzneikrankheits-Potenz, in Ermangelung einer vollkommneren angewendet werden muß." § 162 (1)

Wenn ein neues Mittel also ziemlich gut geprüft worden ist, wird es eine Klasse von Fällen heilen, die bisher nur teilweise von bekannten Mitteln erfaßt werden konnten. In vielen Androctonus Fällen wurde beispielsweise das sehr ähnliche Anacardium oder Platina mit mäßigem Erfolg verschrieben und das führt häufig unglücklicherweise zu einer Miteinbeziehung von „ausgeliehenen" Daten in einem ähnlichen Mittel, wodurch es in der Materia Medica zu einer verzerrten Darstellung kommt. Wenn die Homöopathen erst einmal ein neu geprüftes Mittel kennenlernen, wird es mehr und mehr eingesetzt werden, da es durch nichts anderes ersetzt werden kann, ebenso wie nichts den Platz von Lachesis oder Pulsatilla einnehmen kann.

Wie viele sind unter uns, die eine wahrhaft großartige Heilung mit Lachesis erlebt haben? Wenn Hering beispielsweise Lachesis nicht geprüft hätte, wären wir gezwungen gewesen, Nux vomica oder Hyoscyamus zu geben, und das nur mit mäßigem Erfolg. Wir stützen uns immer noch weitgehend auf die Prüfungen von Hahnemann, weil sie von guter Qualität waren. Vor kurzem fragte mich ein Student: „Woher wußte denn Hahnemann, welche Mittel er prüfen sollte, wo doch die meisten zu Polychresten geworden sind"? Die Antwort liegt nicht in der Auswahl der Substanz, sondern in der Qualität der Prüfung. Eine sorgfältige Prüfung wird ein gut abgerundetes Mittel hervorbringen. Für mich ist eine gute Prüfung so viel wert wie zehn oberflächliche.

Kent schreibt:
„Die Materia Medica muß durch sorgfältige und gründliche Prüfungen neuer Arzneimittel weiterentwickelt werden. Wir wiederholen sorgfältige und gründliche Prüfungen, da die meisten modernen Prüfungen wertlos sind, denn sie wurden unachtsam und fehlerhaft durchgeführt. Man wagt gar nicht, auf sie hin zu verschreiben in der Angst, kostbares Menschenleben solch nachlässiger Arbeit anzuvertrauen. Wie anders fühlen wir uns doch, wenn wir eines der alten, zuverlässigen Mittel verschreiben. Dann erzeugt die Sicherheit stilles Vertrauen; und der Erfolg krönt unsere Bemühungen." (3)

So wie die Zeit dahingeflossen ist seit den Tagen Hahnemanns, so hat die Qualität der Prüfungen nachgelassen. Hering, Wells und andere Homöopathen des 19. Jahrhunderts haben hervorragende Prüfungen durchgeführt, seit Kents Zeiten jedoch ist die Qualität nach und nach immer schlechter geworden. Bei vielen Prüfungen des 20. Jahrhunderts fehlt die Feinheit früherer Prüfungen. Neuere Arzneimittelprüfungen wie die, die in den Büchern von Stephenson und Julian stehen, enthalten zahlreiche nützliche Symptome, aber es fehlt ihnen insbesondere bei den Gemütssymptomen häufig an Einzelheiten.

Wir haben somit ein paar hundert wirklich gründliche Prüfungen vorliegen, und der Rest der Materia Medica setzt sich aus Teilprüfungen oder toxikologischen Berichten zusammen. Viele der Arzneimittel in Boerickes *Materia Medica* oder im *Synthetischen Repertorium* sind nur spärlich oder überhaupt nicht geprüft worden. Dadurch kommt es zu einem übermäßigen Anstieg der allgemeinen Symptome und nicht der auffallenden und charakteristischen.

In seinem Buch *Lesser Writings* schreibt Kent:
„Die Aufzeichnung von Symptomen aus Vergiftungsfällen hat die wenigste Aussagekraft für die homöopathische Materia Medica. Sie sind nur als zusätzliche Angaben von Nutzen." (3)

und an anderer Stelle:
„Nach Hahnemann gibt es noch nicht einmal fünfundzwanzig anständige

Prüfungen. Sie lassen das aus, was sie als Einbildung bezeichnen und nehmen die pathologische Anatomie mit auf." (3)

Daran können wir sehen wie offenkundig notwendig es ist, unsere Materia Medica auf einer soliden Grundlage zu erweitern.

Aber abgesehen von einer Erweiterung der Materia Medica gibt es auch noch andere Gründe, die uns zu einer Teilnahme an Arzneimittelprüfungen veranlassen sollten.

Den größten Teil unserer Zeit als Homöopathen verbringen wir hinter dem Schreibtisch mit der Befragung der Menschen, mit dem Studieren und Bearbeiten von Fällen, weitgehend auf einer intellektuellen Fährte, die uns nicht als ganze Menschen erfaßt. Die Teilnahme an einer Prüfung eröffnet uns einen Zugang zu einer mehr unmittelbar experimentellen Seite der Homöopathie.

Wir erfahren etwas über uns

„Doch bleiben diejenigen Prüfungen der reinen Wirkung einfacher Arzneien in Veränderung des menschlichen Befindens und der künstlichen Krankheitszustände und Symptome, welche sie im gesunden Menschen erzeugen können, welche der gesunde, vorurteillose, gewissenhafte, feinfühlige *Arzt an sich selbst* mit aller ihn hier gelehrten Vorsicht und Behutsamkeit *anstellt*, die vorzüglichsten." § 141 (1)

Bei einer Prüfung erlangt man unmittelbares Wissen über das innere Wesen des Mittels. Eine Prüfung tatsächlich zu „sein" statt nur die Materia Medica zu lesen, ist eine völlig andere Erfahrung. Ohne Arzneimittelprüfungen wird die Homöopathie hauptsächlich zu einer intellektuellen Suche bar jeder echten Erfahrungsgrundlage.

Während der Prüfung wird man selbst zum Arzneimittel. Der Geist des Mittels dringt ins Zentrum unseres Wesens vor und beherrscht jeden Teil des Systems, genauso wie ein Virus einen Zellkern besetzt und von dort aus die Zelle für seine eigenen Zwecke lenkt. So werden wir zum Mittel, und das Mittel wird zu uns. Das ist die tiefste Ebene, auf der man unmittelbares Wissen über die Materia Medica erlangen kann.

Arzneimittelprüfungen stellen den schamanischen Aspekt der Homöopathie dar. Schamanismus ist die Medizin der direkten Erfahrung. Schon immer haben Schamanen und Heiler mit verschiedenen Arzneien experimentiert und dadurch ihre Einsicht und ihr Bewußtsein erweitert und gleichzeitig unmittelbare Kenntnisse von den Arzneien erlangt. Im Buch von Richard Grossinger *Planet Medicine* stellt er die schamanischen Praktiken der orthodoxen Medizin aller Zeiten gegenüber. Der Anthropologe Grossinger untersucht diese Praktiken mit großer Gründlichkeit, wobei für ihn die Homöopathie eine zeitgenössische Form des Schamanismus darstellt.

Durch das Erfahren der neuen künstlichen Persona eines Mittels reisen wir zu inneren Orten, die wir sonst nie gefunden hätten, und entschlüsseln verborgene Winkel unseres gewöhnlichen Daseins. Auf diesem Wege lernen wir genauso viel über unsere inneren Landschaften wie ein normaler Reisender Dinge über die Länder erfährt, durch die er oder sie reist.

> „Ferner wird er durch solche merkwürdige Beobachtungen an sich selbst, teils zum Verständnis seiner eignen Empfindungen, seiner Denk- und Gemütsart (dem Grundwesen aller wahren Weisheit...)" Fußnote zu § 141 (1)

Ist das nicht ein interessanter Satz? Das heißt, daß man sich durch die Teilnahme an einer Arzneimittelprüfung selbst kennenlernen kann, indem man sein inneres Wesen erkennt. Dieses Wissen, wahre Selbst-Erkenntnis ist der Grundstein zur Weisheit. Eine Prüfung beleuchtet einen uns innewohnenden Teil, der bisher unerforscht geblieben ist. Die Empfindung oder das Phänomen, das während einer Prüfung aufsteigt, ist nur ein Saatkorn, das immer in uns war, ein Samen, der nie zuvor gekeimt hat oder erblüht ist. So wie Sonne und Regen den Sämling nähren, so fördert die Prüfung die embryonische Seite unseres Wesens. Wir gewinnen Einblick in einen bislang versteckten Aspekt von uns. Gleichzeitig dazu nehmen wir möglicherweise einen Aspekt des Universums wahr, der uns bisher verborgen war. Daher erfahren wir bei der Prüfung von Androctonus die innere Perspektive eines Skorpions. Wenn wir Silicea prüfen, erfahren wir das innere Wesen eines Felsens oder eines Sandkorns. Ein solches Wissen kann man nicht aus Büchern erlangen. Die Lektüre und das Verständnis von Mitteln können nie die direkte Prüfungserfahrung wiedergeben.

Hahnemann fährt fort:

> „...teils aber, was keinem Arzte fehlen darf, zum Beobachter gebildet. Alle unsere Beobachtungen an andern haben das Anziehende bei weitem nicht, als die an uns selbst angestellten. ... Der Selbstversucher weiß es selbst, er weiß es gewiß, was er gefühlt hat, und jeder solche Selbstversuch ist für ihn ein neuer Antrieb zur Erforschung der Kräfte mehrer Arzneien." (1)

Das bedeutet, daß wir jedesmal bei einer Prüfung spüren, daß wir über sie hinaus noch etwas tun. Ich freue mich immer auf eine Arzneimittelprüfung, weil ich weiß, daß es ein Lernprozeß ohnegleichen ist. Manchmal ist es ein Riesenspaß und manchmal ist es übel, und es geht mir schlecht. Wie auch immer, es bleibt ein Abenteuer.

Und schließlich ist es eine der besten Möglichkeiten, die Philosophie und den Aufbau der Homöopathie zu erlernen, mit einer Gruppe von Studierenden eine Prüfung durchzuführen. Sie erlaubt über die Arznei und die verschiedenen Reaktionen des Immunsystems einen umfangreichen Einblick in die Kraft der Natur. Für mich besteht kein Zweifel daran, daß Arzneimittelprüfungen ein wesentlicher Bestandteil jedes homöopathischen Lehrprogramms sein sollten.

Lebenserfahrungen

Da man nur durch neue Erfahrungen lernen kann und eine Arzneimittelprüfung von ihrem Wesen her eine neue Erfahrung darstellt, wird sie zum Lernen führen oder wie es üblicherweise heißt, zu Wachstum. Wenn man lernt, wird man stabiler, widerstandsfähiger und kann sich besser schützen.

Der Unterschied zwischen einer Arzneimittelprüfung und einer einfachen Lebenserfahrung liegt in der Potenzierung und der Stärke. Freud' und Leid bedingen sich gegenseitig. Die Lektion, die mir auf der Ebene der Urtinktur erteilt wird, kann sehr stark oder heftig sein und schweren Schaden anrichten. Erleben wir Ärger, Kummer, eine Nahrungsmittelvergiftung, ein Gewitter oder einen Schlangenbiß, kann es sein, daß wir daraus lernen und mit einem entsprechenden Schaden bezahlen. Bei einer Impfung ist das ganz ähnlich: Zu einem hohen Preis bekommen wir eine gewisse Immunität. Wenn die Lebenserfahrung jedoch als eine sanfte dynamische Kraft, wie in einer Prüfung, daherkommt, dann wird sie wahrscheinlich keinen dauerhaften Schaden verursachen. Bei einer dynamischen Erkrankung wie den Masern oder durch eine dynamische Prüfung lernt man auf subtile Weise, später wieder zur Stellung Gesundheit zurück zu schwingen mit einem Zuwachs an Wissen und Abwehrkraft. Der Unterschied entspricht dem zwischen einem strengen und unfähigen Lehrer und einem, der sanft und voller Verständnis ist.

Eine Ausnahme von diesem Prozeß besteht in dem Fall, wo ein Prüfer zufällig das Simillimum bekommen hat. In diesem Fall kommt es statt zum „Lernen" zu einem Nicht-erfahren, zu einem Verschmelzen und Vergessen. Das ist dann wie in dem Text „Im Streben nach Gelehrsamkeit wird Tag für Tag etwas erworben. Im Befolgen des Tao wird Tag für Tag etwas aufgegeben."(4)

Wenn wir das Simillimum bekommen, vergessen wir. Wir vergessen unsere Schmerzen, unsere Sehnsüchte, unsere Abneigungen. Wir spüren unsere Einzelteile nicht mehr. „Wenn der Schuh paßt, ist der Fuß vergessen", oder wie es Kent ausdrückt:

> „Gäbe es keine Störfaktoren, die das Innere des menschlichen Organismus in Unordnung versetzen können, so gäbe es auch keine Symptome. Wenn Sie ruhig und entspannt dasitzen, sind Sie sich weder Ihrer Augen, Ihrer Glieder noch Ihrer Haare usw. bewußt. Wollten Sie sich derselben bewußt werden, müßten Sie sich darauf einstellen und Ihre Gedanken auf die verschiedenen Teile Ihres Organismus konzentrieren, um zu wissen, ob Sie dieselben

eigentlich spüren oder nicht. Solange alle Funktionen des Organismus in geregelter Weise verlaufen, spürt man nichts von seinem Körper; das bedeutet, daß man frei ist. Sobald ein Individuum sich nicht mehr in diesem Zustand der Freiheit befindet, sagt es: „Ich fühle mich ...““ (5)

Die Angst vor Prüfungen

„... am besten nimmt sich der Arzt vor, seine Versuche an sich selbst durchzuführen. Wenn er dies tut, gewinnt er viel für die Genauigkeit der Symptome, indem er lernt, seine Beobachtungsgabe zu trainieren und zu stärken. Und seine Gesundheit, weit davon entfernt, Schaden zu nehmen, wird auf lange Sicht einen großen Gewinn aus diesen Versuchen ziehen." (6)

„Eine korrekt durchgeführte Arzneimittelprüfung erhöht jedermanns Gesundheit. Sie hilft, Dinge in Ordnung zu bringen, die nicht in Ordnung waren. Aus diesem Grunde empfahl Hahnemann jungen Leuten jederzeit, Arzneimittelprüfungen zu unternehmen." (5)

Es ist nicht verwunderlich, daß so viele Homöopathen Befürchtungen hinsichtlich der Teilnahme an einer Arzneimittelprüfung hegen. Man überlegt sich: „Wenn ich eine Prüfung mitmache, schade ich meiner Gesundheit, ich werde krank und leide - wer braucht so etwas schon?" Es stimmt, vielleicht leidet man, aber wenn man Blues singen will, muß es einem auch erst schlecht gehen! Ein kleines Wehwehchen hier und dort hilft uns beim Wachsen und stärkt sogar unsere Gesundheit. Hahnemann schreibt:

„Er wähne auch nicht, daß solche kleine Erkankungen beim Einnehmen prüfender Arzneien überhaupt seiner Gesundheit nachteilig wären. Die Erfahrung lehrt im Gegenteile, daß der Organismus des Prüfenden, durch die mehren Angriffe auf das gesunde Befinden nur desto geübter wird in Zurücktreibung alles seinem Körper Feindlichen von der Außenwelt her, und aller künstlichen und natürlichen, krankhaften Schädlichkeiten, auch abgehärteter gegen alles Nachteilige mittels so gemäßigter Selbstversuche mit Arzneien. Seine Gesundheit wird unveränderlicher; er wird robuster, wie alle Erfahrung lehrt." (1) Fußnote zu § 141.

Nach jeder von mir durchgeführten Prüfung habe ich alle Prüfer gefragt, ob sie das Gefühl hatten, von der Prüfung profitiert zu haben oder einen Schaden davongetragen zu haben. Bei einer großen Mehrheit der Fälle (80 - 90%) hatten die Teilnehmer das Gefühl, einen Nutzen daraus gezogen zu haben, die meisten waren bereit und darauf aus, eine weitere Prüfung mitzumachen.

Es stimmt aber auch, daß eine kleine Anzahl von Prüfern nicht ganz ohne Schrammen aus der Prüfung hervorgeht. Diese Beschwerden dauern nicht lange, aber ganz selten habe ich auch von Fällen erfahren, in denen die Probleme Monate oder sogar Jahre anhielten. Das läßt uns wieder daran denken, daß die Durchführung einer Prüfung keine leichte Aufgabe ist und mit großer Sorgfalt und Verantwortung geschehen muß, wobei unser Hauptaugenmerk der Sicherheit des Prüfers gilt. Nagpaul sagt dazu:

„Der Forscher oder das forschende Team sollte die Prüfung abbrechen, sobald nach seinem oder ihrem Urteil eine Fortführung der Prüfung schädlich für die Prüfenden sein könnte ." (7)

Entscheidend ist, daß man relativ gesunde Leute auswählt und das Mittel nicht weiter wiederholt, sobald Symptome aufgetreten sind. Die Supervision sollte solange andauern, bis die Symptome nachlassen; und deshalb bin ich vorsichtig gegenüber Prüfungen, die nur kurz andauern und bei denen nach Ablauf längerer Zeit kein Follow-up gemacht wird.

Auch aus einem anderen Grund heraus sind die meisten Homöopathen heutzutage unwillig, eine Prüfung mitzumachen: Sie verschanzen sich hinter ihrer laufenden konstitutionellen Behandlung. Sie bilden sich ein, daß dieses Prüfungsintermezzo ihre Suche nach dem „heiligen Gral", dem Simillimum, das zu Gesundheit und Erleuchtung führt, zum Stillstand bringe. Eine kleine Unterbrechung sollte sie nicht am Vorwärtsschreiten hindern, und viele haben zu ihrer Überraschung festgestellt, daß die Prüfung bessere Ergebnisse erzielte als jede vorherige Behandlung! Arzneimittelprüfungen sind das Geschenk der Homöopathie an den Homöopathen, ein Geschenk, das uns dann zuteil wird, wenn wir dem Unbekannten gegenüber offen sind.

Prüfungsformen

Es gibt zwei Extreme bei den Prüfungen mit zahlreichen Zwischenformen. Auf der einen Seite gibt es die gut durchorganisierte, genaue und sorgfältige Prüfung mit einer großen Anzahl von Prüfern. Ihr Ziel ist es, das Wissen über ein neues Mittel vollständig und mit der Gesamtheit der Symptome, einschließlich der körperlichen, der Geistes- und Gemütssymptome über einen längeren Zeitraum hinweg darzulegen. Das Ergebnis wird zwecks klinischer Bestätigung in die Materia Medica und ins Repertorium aufgenommen. Auf diesem Wege wird die Information der Nachwelt zugänglich gemacht, auf daß sie Homöopathen vertrauensvoll und jederzeit einsetzen können. Ein derartiges Vorhaben muß natürlich mit größter Sorgfalt und Gründlichkeit durchgeführt werden. Mit dieser Prüfungsmethode werden wir uns im Detail im zweiten Teil dieses Buches befassen.

Am anderen Ende des Spektrums liegt die „formlose" oder partielle Prüfung. Dies kann eine Arzneimittelprüfung an sich selbst sein, sie kann auch zusammen mit ein paar Freunden, an einem Patienten, oder gemeinsam mit einer Arbeitsgruppe durchgeführt werden. Derartige Prüfungen werden gemacht, um zu einer direkten inneren Erfahrung eines Mittels zu gelangen, entweder allein oder als Gruppe. Sie sind nicht immer zur Veröffentlichung vorgesehen oder dafür geeignet. Häufig handelt es sich um die Prüfung eines bekannten Arzneimittels. Prüfungen dieser Art wurden von vielen der damaligen Homöopathen durchgeführt. Vielleicht wachten sie an einem schönen arbeitsreichen Dienstagmorgen auf und dachten sich: „Eigentlich ist heute nicht viel los: nur 40 Patienten zur Behandlung, und ein paar Artikel, die geschrieben werden müssen, da kann ich ruhig ein Mittel einwerfen und eine kleine Prüfung machen!" Und so landeten sie bei einer kleinen Selbstprüfung. In früheren Prüfungsaufzeichnungen finden wir häufig „Dr. Jones hatte Mühe mit der Behandlung seiner Patienten, da er pausenlos lachen mußte" oder „ihm war schlecht usw." So eine Prüfung kann man jederzeit machen.

Zwischen diesen beiden Extremen gibt es viele Grauzonen. Eine Arzneimittelprüfung kann mit einem Arbeitskreis oder bei einem Seminar durchgeführt werden, indem alle Teilnehmenden eine einzige Gabe ein paar Tage vorher oder während des Seminars einnimmt und dann die Erfahrungen miteinander verglichen werden. Häufig konzentriert man sich bei diesen Prüfungen auf Träume und Gemütssymptome, um zu versuchen, hinter den tieferen Gehalt eines Mittel zu kommen. Diese Methode wurde von Jürgen Becker in Deutschland in großem Umfang angewandt und von anderen zeitgenössischen Lehrern aufgegriffen. Dahinter steht die Absicht, während der Prüfung im Seminar, das wesentliche, unbewußte Thema eines Mittels ans Tageslicht zu bringen. Verstärkt wird es noch durch die Diskussion über die Erfahrung in der Gruppe, um die zentrale Idee aufzudecken und zu formulieren.

Der Vorteil dieser Methode ist die Möglichkeit, daß sie eine Abkürzung zur inneren Essenz eines Mittels ist. Die große Anzahl versammelter Homöopathen ist ideal für eine kurze Prüfung. Auf der anderen Seite verpassen wir möglicherweise die größere Totalität der körperlichen, allgemeinen und anhaltenden Symptome, die eine vollständige Prüfung ausmachen, so als ob man die Kirsche und den Zuckerguß ohne den Kuchen essen wollte. Diese körperlichen und allgemeinen Symptome mögen verglichen mit den Gemütssymptomen und den Träumen langweilig erscheinen, aber sie sind ein wesentlicher Bestandteil des homöopathischen Arzneimittels. Die vollständige Gesamtheit der Symptome ist der sicherste Führer auf der Suche nach dem Simillimum. (siehe *Organon* § 7)

Ein anderer Grund für partielle Prüfungen liegt darin, ein Mittel „legalisieren" zu können. Einige Länder akzeptieren Mittel, die geprüft worden sind, daher ist es rechtlich gesehen nützlich, kurze Prüfungen für ein Mittel durchzuführen, damit es einen Eintrag im amtlichen Arzneibuch bekommt.

Im übrigen sind jedoch die häufigsten Prüfungen diejenigen, die die Patienten durchmachen, die ein unähnliches Mittel bekommen haben. Die verordnete Medizin erzeugt bei einem empfindlichen Patienten spontan Prüfungssymptome (siehe *Organon* § 156 und 256). So etwas kommt sehr oft vor und stellt eine wertvolle Quelle an Symptomen dar. Leider hält man es in vielen Fällen fälschlicherweise für Verschlimmerungen, Heilkrisen, die Rückkehr alter Symptome oder meint „jetzt kommt alles raus".

Diese ganzen Methoden stellen ein breit gefächertes Angebot von Ansätzen dar, die genauso wie die Homöopathie selbst umfassend und häufig umstritten sind. Jede verfolgt einen anderen Zweck, und alle sind gültige und nützliche Wege, um die homöopathische Erfahrung zu bereichern.

Reaktionen auf die Mittelgabe

Befassen wir uns nun mit allen nur denkbaren Reaktionen auf ein Mittel während der Arzneimittelprüfung. Sie hängen hauptsächlich von der Wechselwirkung zwischen der Anfälligkeit des Prüfers und der Eigenart des geprüften Mittels ab. Weitere Faktoren sind Potenz, Empfindlichkeit, Dosis, Wiederholung und die Wahl des Zeitpunkts.

Da das geprüfte Mittel eine völlig zufällige Beziehung zu einem relativ gesunden Prüfer hat, ist die Kombination möglicher Reaktionen unendlich. Wenn wir aber doch einmal grob die verschiedenen Reaktionen in Gruppen einteilen, tauchen drei Hauptkategorien auf je nach Art der Beziehung zwischen künstlichem Krankheitswirkstoff (Mittel) und Mensch: **allopathisch**, **antipathisch** und **homöopathisch**. (Siehe *Organon* § 22, 23, 24 und 58 - 62)

Die homöopathische Reaktion

Bei jeder Prüfung besteht statistisch die Möglichkeit, daß einige der Prüfenden zufällig ihr Simillimum bekommen. Wenn ein Patient mit einer Hydrogenium-Krankheit Hydrogenium prüft, wird diese geheilt. Es ist verblüffend festzustellen, wie vielen Menschen es nach einer Prüfung besser geht. Bei jeder meiner Prüfungen gab es immer wieder ein paar glückliche Prüfer, die feststellen konnten, daß sich ihre Gesundheit wesentlich und insgesamt verbessert hatte. Eine typische Reaktion ist die von einer Besserung gefolgte Erstverschlimmerung, oder nur eine schöne lange Besserung so wie sie bei Kents 12 Arzneimittelreaktionen als Ziffer 3 und 4 aufgeführt sind. Das heißt mit anderen Worten, daß das Prüfungsmittel ein sehr nahes Simile war oder das bislang schwer faßbare Simillimum!

In solchen Fällen werden die geheilten Symptome als Prüfungssymptome hinzugefügt. Es ist jedoch unerläßlich, die genaue Art des Symptoms direkt vor der Heilung zu ermitteln. (Siehe Abschnitt über die Auswertung der Ergebnisse)

Simillimum und Prüfung

So entstand in mir die Frage nach dem eigentlichen Unterschied zwischen verordnetem Arzneimittel und einer Prüfung. Das erste wählt man, um eine bessere Gesundheit zu erzielen, letzteres soll Krankheit hervorrufen. Und dennoch können wir beobachten, daß einige Verschreibungen Krankheit produzieren während einige Prüfungen die Gesundheit fördern. Gewissermaßen liegt der Unterschied zwischen

Prüfung und Verschreibung in der **Absicht** des Homöopathen und des Prüfers. Das ist ein schwer meßbarer Wert, und die Resultate halten der Theorie nicht immer stand. Praktisch gesehen glaube ich, daß sich Absicht im wesentlichen über die genaue Auswahl des ähnlichen Mittels manifestiert.

Der Hauptunterschied zwischen Prüfung und Simillimum besteht darin, daß die Prüfung **neue** Symptome hervorbringt, während das Simillimum **alte** Symptome wieder zum Vorschein bringt (und die pathologischen Symptome zum Verschwinden). Mir wurde klar, daß das einzige Mittel, das nie eine Prüfung herbeiführen kann, das Simillimum war (richtiges Mittel in der richtigen Potenz und Dosierung zum richtigen Zeitpunkt). Deshalb stellte ich folgende Gesetze auf:

Das Simillimum ist das Mittel, das nichts Neues hervorruft
 oder
das Simillimum ist das Mittel, das zu keiner Prüfung führt
oder
eine Prüfung kann nur dann auftreten, wenn das Mittel nicht das Simillimum ist.

Daran anschließend können wir uns auch darüber Gedanken machen, ob nicht jede ungenaue homöopathische Verschreibung zu einer Prüfung führt (siehe *Organon* § 156 und 256), die Homöopathen häufig irrtümlicherweise für eine Verschlimmerung oder Heilkrise halten.

Die antipathische Reaktion

Bei einem antipathischen Arzneimittel wird die Reaktion erst Besserung sein, auf die dann eine Verschlimmerung folgt. Das bedeutet, daß die Erstreaktion bei der Prüfung ein Gefühl von Wohlbefinden oder eine Besserung der Symptome sein wird, gefolgt von einer Verschlechterung oder Verschlimmerung im Zustand des Prüfers. Im klinischen Bereich würde man es eher als unglückliche Entwicklung ansehen, die antidotiert werden muß, was im Normalfall ein Hinweis darauf ist, daß die Verschreibung oberflächlich war oder die Organpathologie schon zu weit fortgeschritten ist (Kents Arzneimittelreaktion Ziffer 5). Wenn der Prüfer jedoch recht gesund ist, sollte er in der Lage sein, nach Abklingen der antipathischen Wirkung auf dynamische Weise zu seinem ursprünglichen Zustand zurückzukehren. Für den Fall daß nach Ablauf einer angemessenen Zeit keine Besserung eintritt, sollte man antidotieren (siehe Abschnitt über das Antidotieren einer Prüfung). Üblicherweise ist das ein Zeichen dafür, daß der Prüfer nicht gesund genug war und nicht wieder zurückschwingen konnte.

Die allopathische Reaktion

Die dritte mögliche Reaktion ist die allopathische, sie ist am häufigsten. Sie tritt dann auf, wenn das Arzneimittel in keiner homöopathischen oder antipathischen Beziehung zur Anfälligkeit des Prüfers steht. Je geringer der direkte Bezug zum Prüfer um so allopathischer die Reaktion. Wegen der lockereren Beziehung zwischen Mittel und Prüfer wird es proportional dazu weniger Symptome in der Prüfung geben. Je unähnlicher ein Mittel, desto weniger Symptome. Um in solchen Fällen Ergebnisse zu erzielen, muß das Mittel häufiger wiederholt werden, wobei die Wirkungen eher lokal und allgemein sein werden. Diese Beobachtungen habe ich in folgendem Gesetz zusammengefaßt:

Die für eine Veränderung des Zustands notwendige Stärke der Dosis und die Zahl der Wiederholungen stehen in umgekehrtem Verhältnis zur Ähnlichkeit.

Deshalb müssen ungenauere Verschreibungen häufiger wiederholt werden (und in niedrigeren Potenzen). Während es zwar theoretisch nur ein Simillimum gibt, gibt es unendlich viele allopathische Beziehungen zwischen Prüfer und Arzneimittel mit einer großen Spanne von Möglichkeiten. Jeder einzelne Prüfer beleuchtet einen anderen Aspekt des Arzneimittelbildes. Hahnemann sagt deshalb auch in § 135 (1), daß eine Prüfung nur dann zu einem Abschluß gebracht werden kann, wenn Menschen verschiedener Konstitutionen und beiderlei Geschlechts daran teilnehmen.

Jede Konstitution bringt einen anderen Aspekt des Mittels hervor. Wenn wir Neon prüfen, entwickelt jede Person eine andere Symptomatik. Beim einen wird der Hals betroffen sein, bei einem anderen die Füße oder das Gemüt. Je unterschiedlicher die Empfänglichkeiten desto unterschiedlicher die Symptome (siehe § 134 im *Organon*). Ein Calcium carbonicum-Prüfer zeigt die Neonsymptome von Calcium carbonicum. Ebenso wird es bei einem Sulfur-Prüfer zu einer Überlappung von Neon und Sulfursymptomen kommen.

Die Symptome, die durch eine allopathische Beziehung hervorgebracht werden, sind eine Mischung von konstitutionellen Symptomen und Symptomen des Mittels. Je größer der Abstand in der Beziehung, desto „neuer" die Symptome. Wenn wir es uns jedoch recht überlegen, gibt es nichts in der Welt, das wahrhaft „neu" wäre, alles ist schon einmal dagewesen. Jedes Symptom im Patienten hat es als Samenkorn bereits gegeben, verborgen im Sand der Zeit. Es ist das jeweils Neue oder Bekannte an einem Symptom, das auf die Beziehung zwischen Prüfmittel und dem Simillimum des Prüfers hindeutet.

„(wird die ... nur unvollkommen homöopathische Arznei) ...Nebenbeschwerden erregen, und mehre Zufälle aus ihrer eignen Symptomenreihe in das Befinden des Kranken einmischen, *die aber doch zugleich, obschon bisher noch nicht oder selten gefühlten Beschwerden der Krankheit selbst sind;"* §180. (1)

Primäre und sekundäre Symptome

Wir stellen daher fest, daß antipathische und homöopathische Reaktionen sich recht ähnlich sind, aber in umgekehrter Reihenfolge auftreten, erst Besserung dann Verschlimmerung, oder erst Verschlimmerung und später Besserung. Dies ist nur ein Ausdruck der primären und sekundären Wirkungen des Mittels, das eine anscheinend „gut" und das andere scheinbar „schlecht". Das erklärt auch, warum es den meisten Prüfern irgendwann während der Prüfung sehr gut geht oder sie bester Laune sind. Man muß unterscheiden zwischen diesen „Hoch"-Zuständen, die durch Lachen und Fröhlichsein gekennzeichnet sind und einer tatsächlichen Verbesserung des Gesundheitszustandes, die immer von innen heraus ein Gefühl der Harmonie entstehen läßt.

In Wahrheit aber gibt es bei keinem Mittel eine feststehende primäre oder sekundäre Reaktion. Primär und sekundär sind nur Aspekte der Dualität, ihre Reihenfolge kann sich den Umständen entsprechend umkehren. Diese Umstände werden bestimmt durch Anfälligkeit, Potenz und die Zeit. Auch zahlreiche andere Faktoren können eine Rolle spielen, möglicherweise sogar der Bewußtheitsgrad des Beobachters. Unter anderem aufgrund der großen Verwirrung in Hinblick auf primäre und sekundäre Reaktionen, kam Kent zu dem Schluß, aus praktischen Erwägungen besser keine Unterscheidung zu treffen.

Opium wird bei einigen beispielsweise Durchfall, gefolgt von Verstopfung hervorrufen, und bei anderen Verstopfung gefolgt von Durchfall oder sogar beides in einem Prüfer zu einem anderen Zeitpunkt oder bei anderer Potenzierung beides in einem Prüfer. Während der Prüfung von Hydrogenium hatte ein Prüfer unmittelbar das Gefühl, nach unten gezogen zu werden, und zugleich begannen andere Prüfer die Prüfung mit dem Gefühl, nach oben zu schweben.

Darüber hinaus gibt es Fälle, in denen manche Prüfer bei späteren Prüfungen die umgekehrte Abfolge von primären und sekundären Reaktionen erleben. Bei einer Prüfung mit Hydrogenium C6 beispielsweise fühlte sich eine Prüferin angenehm weicher und weiblicher zusammen mit körperlichen Symptomen wie weniger Behaarung im Gesicht und Vergrößerung des Busens. Als sie jedoch sechs Monate später erneut das Mittel in der C 30 prüfte, entwickelte sie entgegengesetzte männliche Symptome und Eigenschaften.

Es taucht hierzu noch ein weiterer Punkt auf: die scheinbar widersprüchliche Aussage der Klassiker zur relativen Bedeutung von primären kontra sekundären Symptomen während einer Prüfung. Hahnemann erwähnt in § 137:

„...desto deutlicher kommen die Erstwirkungen und bloß diese, als die wissenswürdigsten hervor und keine Nachwirkungen oder Gegenwirkungen des Lebensprinzips." (1)

Hieraus und aus früheren Schriften (8) ergibt sich, daß Hahnemann der Ansicht war, die primäre Reaktion sei die wichtigste. Die meisten der Kurzprüfungen konzentrieren sich auch auf diese Wirkungen.

Hering und Boenninghausen behaupten jedoch, daß die zuletzt auftretenden Symptome (d.h. die sekundäre Reaktion) die wichtigsten sind.

1844 schreibt Hering folgenden Text:
„...es kann gar keine sogenannten nützlichen primären und unnützen sekundären Wirkungen geben. Letztere hat man irrtümlicherweise auf eine krankhafte Reaktion zurückgeführt, man bezeichnete sie als entgegengesetzte Wirkungen, ohne überhaupt zu wissen, was unter Gegensatz zu verstehen ist. **Je länger und dauerhafter und je entgegengesetzter diese späten Wirkungen sind, um so nützlicher sind sie für den Arzt.** (9)
(Hervorhebung von JS)

Hahnemann blieb jedoch offensichtlich nur in seinen frühen Jahren, in denen er die Mittel noch in toxikologischer Dosis prüfte, bei seiner Auffassung über die Bedeutung der primären Reaktion. Als er damit begann, die Mittel in potenzierter Form zu prüfen, änderte er seine Meinung dazu, so daß er zum Zeitpunkt der Veröffentlichung der *Chronischen Krankheiten* voll und ganz von der Wichtigkeit der späteren sekundären Symptome überzeugt war. (9)

Wie auch Kent glaube ich, daß primäre und sekundäre Reaktionen gleichwertig sind und den Umständen entsprechend in umgekehrter Reihenfolge auftreten können. Alle Symptome, die ein Mittel hervorruft, sind nämlich von Wert, ungeachtet der Abfolge ihres Auftretens. Nur durch das Wahrnehmen der dualen Natur des Mittels und ohne auf die Reihenfolge zu achten, sind wir in der Lage, seine Wirkungsweise ganz zu verstehen.

Totalität

Die Reaktion wird auch vom Ausmaß der Totalität abhängen, die den Prüfer auf eine der drei Arten erfassen wird: allopathisch, homöopathisch oder antipathisch. Ein Mittel kann antipathisch sein, aber nur im Hinblick auf eine lokale Beschwerde, die es vorübergehend bessert, bevor es zur Verschlimmerung kommt. Wenn beispielsweise die Überschneidung zwischen Mittel und Prüfer nur darin besteht, daß der Prüfer warme Füße bekommt, wo doch das Mittel kalte Füße hervorruft, werden die Füße eventuell erst kalt und dann wärmer. Oder das Mittel deckt eine lokale Beschwerde wie Akne ab, die dann vorübergehend unterdrückt wird. Ein Arzneimittel, das nur eine Teiltotalität erfaßt, wird nie wirklich heilen können.

In einigen Fällen wird das Mittel die Gesamtheit der Symptome eines Prüfers in homöopathischer oder antipathischer Beziehung abdecken (nie jedoch allopathisch). Das sind Fälle, die die größte Empfindlichkeit gegenüber diesem ganz besonderen Mittel aufweisen und daher zu den besten Prüfungen führen.

Empfindlichkeit

Neben der Empfänglichkeit des Prüfers für das Mittel ist für die Qualität der Reaktion die Empfindlichkeit der wichtigste Faktor. Sie kann sich von einer übergroßen Empfindlichkeit bis hin zum völligen Reaktionsmangel erstrecken. In einer solchen Situation gibt es zwei Arten von empfindlichen Prüfern: Diejenigen, die nur gegenüber diesem Mittel empfindlich sind, und diejenigen, die allgemein empfindlich reagieren. Die zuletzt genannte Gruppe prüft jedes Mittel, so wie es Kent in der Ziffer 8 seiner Mittelreaktionen beschreibt. Diese Menschen sind außerordentlich nützliche Prüfer, jedoch häufig nur schwer zu heilen, da bei ihnen jedes in der Nähe liegende Mittel aber eben nicht das genau zutreffende zu einer Prüfungsreaktion führen wird. Diese Überempfindlichkeit kann man bei Frauen häufiger beobachten, obwohl es bei Männern möglicherweise auch zutrifft. Sie tritt oft bei Menschen auf, die generell sensibel gegenüber Eindrücken und Umweltfaktoren sind oder die in irgendeiner Weise übersinnliche Wahrnehmungen haben.

Ein feinfühliger Prüfer kann die ganze Prüfung „liefern", indem er die tiefsten Aspekte des Mittels auf wunderbare Weise ans Licht bringt. Hahnemann befürwortete eindeutig die Prüfungen dieser „idiosynkratischen" Prüfer:

„Zu den letztern gehören die sogenannten *Idiosynkrasien,* worunter man eigene Körperbeschaffenheiten versteht, welche, obgleich sonst gesund, doch die Neigung besitzen, von gewissen Dingen, welche bei vielen anderen Menschen gar keinen Eindruck und keine Veränderungen zu machen scheinen, in einen mehr oder weniger krankhaften Zustand versetzt zu werden. ....Daß diese Potenzen wirklich auf jeden Körper diesen Eindruck machen, sieht man daraus, daß sie bei allen kranken Personen für ähnliche Krankheitssymptome, als die welche sie selbst (obgleich anscheinend nur bei den sogenannten idiosynkratischen Personen) erregen können, als Heilmittel homöopathische Hilfe leisten." § 117 (1)

28

Die wichtigsten Prüfungssymptome stammen häufig von ein oder zwei empfindsamen Prüfern, die anderen dienen dazu, die große Menge an allgemeinen Symptomen zusammenzutragen.

„Einige Symptome werden von den Arzneien öfter, das heißt, in vielen Körpern, andere seltener oder in wenigen Menschen zuwege gebracht, einige nur in sehr wenigen gesunden Körpern." § 116 (1)

So manche der wohlbekannten Leitsymptome eines Mittels oder „Mittelbilder" stammen von einem oder zwei idiosynkratischen oder feinfühligen Prüfern. Dies schafft ein Paradox, denn diese Symptome sind im Repertorium normal gedruckt, da sie nur bei einem einzigen Prüfer vorgekommen sind. Dennoch können diese Symptome die innerste Natur des Mittels darstellen. Diese Tatsache allein läßt an der Bedeutung zweifeln, die zahlreiche Homöopathen den fettgedruckten Symptomen im Repertorium beimessen. Selbstverständlich sind sie wichtig, aber es kann ein normal gedrucktes Symptom sein, das den Schlüssel zu einem bestimmten Mittel liefert.

Wie schon gesagt, ist ein feinfühliger Prüfer ein Gewinn für jede Prüfung. Eventuell gefällt einigen die neue Erfahrung, und sie sind bereit, eine Prüfung nach der andern zu machen. Da sie natürlich immer dieselbe Person sind, scheinen die Symptome während der Prüfungen einen gemeinsamen roten Faden zu haben. Das schmälert nicht den Wert der Symptome, denn sie stellen ohnehin immer eine Mischung aus Mittel und Konstitution dar.

„(Der Prüfer) hat eventuell eine sogenannte Idiosynkrasie, einen Schwachpunkt, und ist dennoch ohne weiteres zu physiologischen Experimenten in der Lage. Die Symptome, die er gerade durch seine Idiosynkrasie hervorbringt, können durchaus als Teil der Arzneiwirkung verstanden werden. Ist denn Idiosynkrasie nicht eigentlich nur eine zugrundeliegende Bereitschaft, auf die ein spezifischer Umstand heftiger als üblich einwirkt? An sich ist es nur die bereits vorhandene Prädisposition, die, etwas empfindlicher als sonst, zum Auslöser wird. Eine Prädisposition ist immer Vorbedingung sowohl für die Wirkung der Arznei als auch für die des Krankheitserregers." (6)

Viele der Prüfungen von Hahnemann wurden von feinfühligen Prüfern durchgeführt. Da einige ihrer Symptome sich in verschiedenen Prüfungen wiederholten, kam Zweifel an ihrer Gültigkeit auf. Diese Arzneimittelprüfungen sind jedoch seither mehrfach klinisch bestätigt worden.

„Denn da zu diesen, so wie zur Hervorbringung aller übrigen krankhaften Befindensveränderungen im Menschen, beide, sowohl die der einwirkenden Substanz innewohnende Kraft, als die Fähigkeit der, den Organismus belebenden geistartigen Dynamis (Lebensprinzips), von dieser erregt zu werden, erforderlich ist, so können die auffallenden Erkrankungen in den sogenannten Idiosyncrasien, nicht bloß auf Rechnung dieser besonderen Körperbeschaffenheiten gesetzt, sondern sie müssen von diesen veranlassenden Dingen hergeleitet werden, in denen zugleich die Kraft liegen muß, auf alle menschlichen Körper denselben Eindruck zu machen, nur daß wenige unter den gesunden Körperbeschaffenheiten geneigt sind, sich in einen so auffallend kranken Zustand von ihnen versetzen zu lassen." § 117 (1)

Am anderen Ende des Spektrums der empfindlichen Menschen, finden wir die mit einem Reaktionsmangel, die nur dann und wann einmal von irgendeinem Mittel etwas spüren. Das tritt bei Männern prozentual gesehen häufiger auf. Diese Personen sind schlechte Prüfer und nur schwer zu heilen.

Potenzierung

Eine weitere Variable ist die Potenz des Mittels bezogen auf die Empfänglichkeit des Prüfers. Dazu habe ich keine abschließende Meinung, ich kann nur aus der Erfahrung meiner Prüfungen sagen, daß es keinen Hinweis auf die allgemeine homöopathische Auffassung gegeben hat, daß Hochpotenzen auf das Gemüt einwirken und niedrige Potenzen auf den Körper. Viele der auffallendsten Symptome bei den Prüfungen von Schokolade und Hydrogenium wurden durch niedrige Potenzen hervorgerufen, d.h. C 6.

Von 305 Gemütssymptomen bei Hydrogenium entstanden 61 durch eine C 6 (2 Prüfer), 17 durch eine C 9 (1 Prüfer), 27 durch eine C12 (3 Prüfer), 3 durch eine C 15 (2 Prüfer), 140 durch eine C 30 (3 Prüfer) und 56 durch eine C 200 (4 Prüfer). Wir können die durchschnittliche Anzahl von Gemüts- und Geistessymptomen pro Prüfer für jeden Potenzierungsgrad ausrechnen.

Bei der Hydrogenium-Prüfung sah der Durchschnitt der Gemüts- und Geistessymptome pro Prüfer folgendermaßen aus :
C 6 = 30.5, C 9 = 17, C 12 = 9, C 15 = 1.5, C 30 = 46.6, C 200 = 14

Es scheint in diesem Fall keinen klaren Bezug zwischen Gemütssymptomen und Potenz zu geben.

Allerdings müssen wir nur ein Mittel wie etwa Plumbum, das im wesentlichen aus toxischen Dosen hergestellt wurde, näher untersuchen, um zu sehen, was die Urtinktur im Geist bewirken kann. Ich glaube, daß der Unterschied zur Prüfung mit höheren Potenzen darin liegt, daß sie bei einem feinfühligen Prüfer eher **dynamische** Symptome hervorrufen.

In dieser Hinsicht zerstreut eine sorgfältig durchgeführte Prüfung auch den Mythos, daß eine Krankheit immer im Gemüt beginnt, denn meine Erfahrung hat gezeigt, daß viele Prüfer körperlich betroffen werden, lange Zeit bevor Geistessymptome auftreten. Man könnte behaupten, daß die geistigen Symptome für den Prüfer nicht erkennbar waren, aber das könnte auch für körperliche Symptome gelten. Hinzu kommt, daß die Supervision sehr streng war, so daß man derart feine Veränderungen aufspüren konnte.

Wie bereits an anderer Stelle erwähnt, gab es auch noch eine andere interessante Wirkung: Bei aufeinanderfolgenden Prüfungen einer Person mit unterschiedlichen Potenzen kam es zu einer Umkehrung der primären und sekundären Wirkung. Vielleicht kann man es auf das Arndt-Schulz'sche Gesetz aus dem Jahre 1888 zurückführen, demzufolge Medikamente bei unterschiedlichen Dosierungen ihre Wirkung umkehren. Forschungsarbeiten von Paul Callinan (10) besagen, daß eine umfassende Untersuchung dieser Frage klinisch gesehen von unschätzbarem Wert wäre. Hering hatte diese Wirkung begriffen:

„Alle Symptome aus Prüfungen mit Hochpotenzen sind gleich den Spätwirkungen der Niedrigpotenzen oder der sogenannten stärkeren Gaben. Aber sie ähneln nicht den Erstwirkungen der zuletzt genannten. Prüfungen von Niedrigpotenzen produzieren somit während der letzten Tage die gleichen Symptome wie die Hochpotenzen gleich zu Anfang." (9)

Störfaktoren

„Die dazu gewählte Versuchsperson (...); keine dringenden Geschäfte dürfen sie von der gehörigen Beobachtung abhalten; sie muß mit gutem Willen genaue Aufmerksamkeit auf sich selbst richten und dabei ungestört sein; in ihrer Art gesund an Körper, muß sie auch den nötigen Verstand besitzen, um ihre Empfindungen in deutlichen Ausdrücken benennen und beschreiben zu können." § 126 (1)

Vor der Prüfung von Androctonus hatte ich mir zu diesem Thema Gedanken gemacht. Ich ging von der Grundvoraussetzung aus, daß es für Menschen interessant sein könnte, ihr Leben im Stil des 20. Jahrhunderts weiterzuführen, mit Stimulantien wie Alkohol, Kaffee, Fernsehen, Prüfungen, Kino usw., so daß man die Auswirkungen der Prüfung auf diese Lebensumstände beobachten könnte.

Später begriff ich, daß diese äußeren Einflüsse nur Hindernisse zur Heilung sind, „Lärm" oder Verschmutzung, und daß sie den menschlichen Stoffwechsel befallen und den leisen Gang des Arzneimittels undeutlich werden lassen. Hahnemann drückt diesen Gedanken auf wunderbare Weise aus:

„Die sanftesten Flötentöne, die aus der Ferne, in stiller Mitternacht, ein weiches Herz zu überirdischen Gefühlen erheben und in religiöse Begeisterung hinschmelzen würden, werden unhörbar und vergeblich, unter fremdartigem Geschrei und Tags-Getöse."
Fußnote zu § 261 (1)

Wesentlich ist es, den Kern wahrzunehmen, die feinen Empfindungen und Funktionen. Dieser Kern bleibt derselbe ungeachtet des Jahrhunderts, in dem wir leben und der Einflüsse, die uns umgeben. Aus diesem Grunde können wir die Mittel Hahnemanns immer noch mit Erfolg einsetzen, obwohl in der Prüfung nicht gesagt wird, welchen Wagentyp der Prüfer bevorzugte.

Ein dynamisches Mittel ist so sanft und so subtil, daß ein unverfälschter Organismus sehr viel besser geeignet ist, seine feine Ausstrahlung aufzunehmen. Ein lautes, aufgeregtes Gefährt könnte die Botschaft nicht rein übermitteln. Mit die beste Prüferin, die ich kenne, fastet oft einige Tage vor einer Prüfung.

Andererseits kann man vor der Prüfung nicht immer drei Wochen in ein Sanatorium fahren, gesund essen und keine Zeitung lesen. Mit völlig giftfreien Prüfenden zu arbeiten, wäre wunderbar, leider aber ist es nicht durchführbar. Wir haben weder das Geld noch die Zeit, um Menschen die Gelegenheit zu geben, ihren Alltag zu verlassen. Ich konnte feststellen, daß Prüfer feinfühlig genug waren, wenn sie sich in vernünftigem Rahmen um ihre Gesundheit kümmerten. Wenn ein Prüfer sich am ersten Tag der Prüfung betrinkt, werden wir wahrscheinlich kein deutliches Bild bekommen. Ich empfehle den Prüfern, soweit es ihnen möglich ist, ein verschmutzungsfreies Leben zu führen, wobei das für jeden etwas anderes bedeutet. Man kann von gewohnheitsmäßigen Teetrinkern oder Rauchern nicht erwarten, daß sie ihre Gewohnheit aufgeben. Falls sie auf Tee, Zigaretten oder Alkohol verzichten können, sollten sie mindestens drei Wochen vor Beginn der Prüfung damit beginnen. Dunham schreibt zu diesem Thema:

„Während einer Prüfung sollte der Prüfer keine Arzneien, Kosmetika und Parfums benutzen, sollte aber nicht übermäßig von seinen Eß- und Lebensgewohnheiten abweichen. Gewohnheiten, die schon zu einer „zweiten Natur" geworden sind, sollten maßvoll weitergepflegt werden, denn ein abruptes Unterbrechen führt unverzüglich zu einem krankhaften Zustand." (23)

Nützlich ist es auch, wenn man sich, so weit es möglich ist, nicht um dringende geschäftliche Dinge kümmern muß. Trotzdem, einen perfekten Zeitpunkt gibt es nie, wir sollten daher in dieser Hinsicht flexibel sein.

„Der Tagesablauf sollte regelmäßig sein, nicht mehr als sonst auch: Er sollte im normalen Erlebnisbereich des Prüfers liegen. Streßsituationen wie Prüfungen, Ängste und größere Streitgespräche, besonders dann, wenn der Prüfer nicht daran gewöhnt ist, beeinträchtigen die Arzneimittelprüfung." (13)

Zufällige Erkrankungen

Man sollte während der Prüfung besonders auf zufällige äußere Faktoren achten, die den Prüfer in Mitleidenschaft ziehen und zu unechten Symptomen führen können. Unter anderem sind das Infekte, Epidemien, Erkältungen, Berührung mit schädlichen Einflüssen und Giften einschließlich verschiedenartigster Verunreinigungen. Außerdem können äußere emotionale Faktoren wie Kummer, Schock, Schreck usw. auf den Patienten einwirken und Symptome hervorrufen, die keinen Bezug zur Prüfung haben.

Einige werden natürlich behaupten, diese äußeren Faktoren seien nur ein Spiegelbild der Prüfung und kein äußeres Ereignis, sie sollten daher mit in die Prüfung aufgenommen werden. Ich meine aber, daß irgendwo eine Grenze zwischen dem Individuum und der Außenwelt gezogen werden muß, so wie auch jede Zelle eine äußere Membran hat.

Bei allen Fällen, in denen starke äußere Kräfte wirken, oder kräftigere unähnliche Krankheiten, ist es ratsam, die dazugehörenden Symptome auszuschließen oder die Prüfung bei schwerwiegenden Ereignissen zu beenden. Lippe hierzu:

„Eine Epidemie mit Infektion der oberen Atemwege unter den Prüfern und anderen Studenten stellte ein weiteres Problem dar. In mehreren Fällen wurde die Prüfung aus diesem Grunde abgebrochen. Glücklicherweise wurden einige dieser Erkältungen gut dokumentiert. In einem der betroffenen Fälle war ein Placebo gegeben worden, diese Eintragungen konnten für die vergleichende Analyse genutzt werden. Schließlich kamen wir zu dem Schluß, daß die Erkältungssymptome prüfungsunabhängig waren. Bezeichnenderweise wurde keiner von denen, die während der Prüfung andere Symptome bekamen, von der Epidemie befallen. Dies mag als Beispiel für die Idee gelten, die in § 36 des *Organons* geäußert wird, daß wenn zwei unähnliche Krankheiten aufeinandertreffen, die kräftigere die schwächere abhält." (14)

„Als sei es nur eine Person"

Eine Arzneimittelprüfung stellt eine künstliche Epidemie dar. Alle einzelnen Teilnehmer werden zu einem ganzen und vereinten Wesen. Sie teilen eine gemeinsame Quelle, und ihre Lebenskraft verschmilzt miteinander. Der wesentliche gemeinsame Aspekt zwischen Epidemie und Prüfung ist somit der Faktor „als sei es nur eine Person". Bei der Prüfung von Neon war es so, als ob wir alle miteinander zu einem Neonwesen geworden seien. Nagpaul äußert sich zu Prüfungen so:

> „Es gibt gewisse Arten von Experimenten, die kann man nur allein machen. Das gilt jedoch nicht für Arzneimittelprüfungen. Jede Prüfung ist eine gemeinschaftliche Unternehmung." (7)

Was können wir daraus praktisch folgern? Bei der Prüfung von Hydrogenium habe ich den Versuch unternommen, den Vorgang der Erfassung und Zusammenstellung durch das Delegieren von Aufgaben zu beschleunigen. Anstatt alles selbst zu machen, wie ich es bei Androctonus getan hatte, übergab ich die ganze Arbeit den Studierenden, die dann die Symptome extrahiert haben und die Erfassung und Zusammenstellung erledigten. Dieses Experiment ging nicht gut aus, da jeder einzelne einen abgetrennten, fragmentarischen Teil der Prüfung aus einem ganz persönlichen Blickwinkel wahrnahm und es somit gar keinen Faktor „als sei es nur eine Person" gab. Mir wurde klar, daß diese Idee „als sei es nur eine Person" auch in der Realität ihr Spiegelbild finden muß. Nur wenn eine Person den gesamten Prozeß beherrschte, würde auch die Prüfung den notwendigen Zusammenhalt haben. Diese Person sollte die Gruppe als einen Gesamtorganismus wahrnehmen und nicht als Teilstücke. Er oder sie sollte die Prüfung vom allerersten Anfang bis hin zum Abschluß begleiten, möglicherweise sogar verschiedene Stränge zu einem Bündel zusammenfügen. In der Praxis wird das in folgenden Bereichen deutlich:
- Verwendung der gleichen Kriterien bei der Auswahl der Symptome
- Erkennen von ähnlichen Symptomen bei verschiedenen Prüfern
- Erspüren des übergeordneten Themas der Prüfung als Hilfestellung bei der Entscheidung über Bestätigung oder Ablehnung eines Symptoms
- Benutzung eines einheitlichen Sprachformats (Grammatik und Wortwahl)
- Übereinstimmung beim „Zerlegen" von umfangreichen Symptomen

Ein kleines Team von zwei Personen ist in der Lage, diese Einheit zu wahren, bei dreien ist oft schon einer zuviel.

Das kollektive Unbewußte

Ich habe bei Prüfungen wiederholt die Erfahrung gemacht, daß Personen, die nicht direkt an der Prüfung teilnahmen, aber den Prüfern nahestanden, Symptome an sich erlebten, die mit der Prüfungssymptomatik übereinstimmten. So zogen sich bei der Prüfung von Diamant einige Prüfer Verletzungen und Zerrungen an Sehnen und Bändern an Fuß- und Handgelenken zu. Aber abgesehen von den Prüfungsteilnehmern gab es auch noch zahlreiche „Außenstehende" - Supervisoren, Prüfer eines Placebos, andere Kommilitonen oder enge Verwandte - die ganz ähnliche Verletzungen bekamen, was sonst gar nicht in ihrer Art lag. Dieses „Echo" von körperlichen, geistigen und emotionalen Symptomen ist immer wieder auch bei anderen Prüfungen aufgetreten. Ich habe diese „zusätzlichen" Symptome nie mit in die Veröffentlichung der Prüfung aufgenommen, aber es handelt sich um ein interessantes und wegweisendes Phänomen, das in der modernen Physik und der Jungianischen Psychologie seine Bestätigung findet. Pendel, die nah beieinander schwingen, laufen nach einiger Zeit synchron. Frauen, die miteinander leben, haben häufig ihre Menses gleichzeitig. In vielerlei Hinsicht gleicht es der Idee der sporadischen Erkrankungen - ähnliche Erkrankungen bei weit voneinander entfernten, fremden Personen. Für Hahnemann lag dies an meteorischen und tellurischen, d.h. energetischen, Einflüssen in der Umwelt. (siehe *Organon* § 73) Solche Vorkommnisse sind auch von anderen zeitgenössischen Prüfern gemeldet worden, darunter Jürgen Becker und Rajan Sankaran. Dieses Phänomen wirft auch die Frage auf, ob es sinnvoll ist, bei Prüfungen Placebos zu verabreichen.

Wenn wir diesen Gedanken auf einen größeren Bereich ausdehnen, kann es nicht überraschen, daß während einer Prüfung eigenartige synchrone Dinge geschehen, die einen starken Bezug zur Prüfsubstanz haben. So war es beispielsweise am ersten Tag der Neonprüfung so, daß die empfindsamste Prüferin aufwachte und feststellen mußte, daß irgend jemand ein paar alte Neonröhren in ihrem Garten abgeladen hatte. In der Woche, in der ich mit der Hydrogeniumprüfung begann, gaben zwei Wissenschaftler bekannt, ihnen sei eine Kernfusion bei Zimmertemperatur gelungen. Drei Monate später, direkt nach Abschluß der Prüfung, wurde der Versuch für unwahr und ungültig erklärt. Drei Jahre später jedoch, an dem Tag, als ich die Prüfung veröffentlichte, erschien erneut ein Zeitungsartikel mit derselben Ankündigung. Während der Prüfung von Diamant wurden in Südafrika die ersten allgemeinen Wahlen abgehalten, und es wurden mehrere Fernsehsendungen über Diamanten gesendet, in Großbritannien und auch in Amerika. Auch über diese Phänomene haben andere Prüfungsleiter berichtet. Die Idee wird von der modernen Wissenschaft gestützt, beispielsweise durch die Versuche von Rupert Sheldrake.

Selbstverständlich werden solche Gedanken angefochten. Für einige sind solche Vorkommnisse mit Sicherheit Zufälle, während andere die Verbundenheit aller Dinge untereinander wahrnehmen und die Auffassung vertreten, daß ein beliebiges Ereignis gar keine zufällige Erfahrung sein kann. Das gilt insbesondere dann, wenn es um eine derart kraftvolle kollektive Energiebewegung wie bei einer Prüfung geht. Welcher Auffassung man sich auch anschließen mag, Zufall, Synchronizität oder selektive Wahrnehmung, es ist immer spannend und aufschlußreich die entsprechenden Ereignisse in Politik, Finanzwirtschaft, Kultur und Wissenschaft zu beobachten. Schließlich ist Chaos nur eine nicht wahrnehmbare Form der Ordnung.

Arzneimittelprüfungen und ihre Beziehung zu klinischen Arzneimittelstudien

Seit der neuen Blütezeit der Arzneimittelprüfungen in den letzten Jahren haben verschiedene homöopathische Forschungsvereinigungen versucht, Anerkennung für ihre Prüfungen zu erlangen, indem sie ein Prüfprotokoll geschaffen haben, das den wissenschaftlichen Anforderungen genügt, darunter Techniken wie Doppelblindversuch und Crossover. Scheinbar gibt es Ähnlichkeiten zwischen der klinischen Arzneimittelstudie der Phase 1 und homöopathischen Arzneimittelprüfungen. Somit besteht die Möglichkeit, „homöopathische Arzneimittelstudien" durchzuführen, die dem biomedizinischen Modell entsprechen, häufig auch in dem Versuch, die Fähigkeiten von homöopathischen Arzneimitteln in der ganzen Welt und bei den Medizinern ganz besonders bekannt zu machen.

Um sicherzustellen, daß wir diese Bemühungen auch in ihrem jeweiligen Kontext verstehen, müssen wir genau betrachten, was ein therapeutischer Versuch der Phase 1 ist und wo er innerhalb des biomedizinischen Paradigmas angesiedelt ist.

Sechs Stufen liegen zwischen der Entdeckung eines neuen Medikaments und seiner Freigabe als Arznei für die Öffentlichkeit durch die Ärzte. Die erste Stufe ist die vorklinische, hier wird die Arznei an den unterschiedlichsten Tieren, von der Fliege bis hin zum Affen, getestet. Danach erfolgt eine offizielle Überprüfung, um festzustellen, ob die Arznei sich zum Medikament eignet, und um zu entscheiden, ob sich eine Weiterführung des kostspieligen und zeitraubenden Versuchs lohnt. Die nächste Stufe ist die klinische, sie umfaßt drei Phasen:

Phase 1 - klinische Pharmakologie. Zwischen 20 und 50 gesunde Probanden oder Patienten werden dazu benötigt. An ihnen wird die Pharmakokinetik (Aufnahme, Verteilung im Körper, Abbau und Ausscheidung), die Pharmakodynamik (biologische Wirkungen), die Verträglichkeit, Unbedenklichkeit und Wirksamkeit untersucht.

Phase 2 - klinische Prüfung, benötigt 50 bis 300 Patienten, prüft außer dem bereits genannten auch die Dosierung.

Phase 3 - offizielle therapeutische Versuche an 250 bis 1000 Patienten, prüft die umfassende Wirksamkeit und Unbedenklichkeit und stellt einen Vergleich mit anderen Arzneistoffen an.

Die vierte Stufe in diesem Prozeß ist eine erneute amtliche Überprüfung, gefolgt von Untersuchungen zur Vorab-Zulassung (fünfte Stufe), wobei 2000 bis 10 000 Patienten getestet werden. In der sechsten Stufe wird die Zulassung für das Produkt erteilt, ihre Gültigkeit wird jedoch in regelmäßigen Abständen erneut überprüft.

Daraus wird klar, daß die Phase 1 des Arzneiauswertungsverfahrens zwar vom Verfahren her der homöopathischen Arzneimittelprüfung ähnlich ist, das Testen innerhalb dieses Verfahrens jedoch kaum einen Eindruck auf die Wissenschaftskreise machen würde. Dies vor allem deshalb, weil die Phase 1 nur ein kleiner Teil der gesamten Arzneibeurteilung ist. Daher ist es auch ziemlich unwahrscheinlich, daß sie dem Wissenschaftsestablishment irgendetwas beweisen kann.

Doppelter Blindversuch

Eine der möglichen Ähnlichkeiten zwischen klinischer und homöopathischer Arzneimittelprüfung besteht in der Verwendung der Doppelblindtechnik. Häufig wird angenommen, daß die Doppelblindmethode bereits ein vollständiger Arzneitest sei, folglich nannte man sie den doppelten Blindversuch, aber eigentlich ist es nur eine Schutzmaßnahme gegenüber falschen Daten. „Doppelblind" bezieht sich auf die beiden Personen, die in diesem Prozeß blind gemacht werden, an erster Stelle der Patient und an zweiter Stelle der Beobachter oder der Untersuchende. Harris Coulter vertritt hierzu einen interessanten Standpunkt:

„Anders als in der früheren Medizingeschichte, als man den Arzt für seine Beobachtungsfähigkeit schätzte, behauptet das zwanzigste Jahrhundert, daß die Wahrheit dadurch erlangt wird, daß man den Arzt seiner Sehfähigkeit beraubt." (15)

Interessanterweise sprechen Augenärzte von „doppelt-maskiert", wenn sie sich auf den Test beziehen. Der doppelte Blindversuch soll ein Gegengewicht gegenüber der Voreingenommenheit im Beobachter und dem Glauben im Patienten darstellen. Er ist aber nie empirisch getestet oder auf diese beiden Faktoren hin überprüft worden. Bekanntermaßen läßt er sich nur schwer durchführen, da die Krankenschwestern und die Angehörigen des Patienten beide eine außerordentlich scharfe Wahrnehmung haben. Coulter meint sogar, daß noch nie ein medizinischer Doppelblindversuch den Anforderungen einer überzeugenden Überprüfung standgehalten habe. Homöopathische Arzneimittelprüfungen werden heutzutage oft als Doppelblindversuche durchgeführt. Vor diesem Jahrhundert jedoch kannten die meisten Prüfer die Prüfsubstanz vorher.

Placebo

Ein Placebo hat bei einer klinischen Prüfung drei wesentliche Vorteile:

1) Es unterscheidet zwischen den pharmakodynamischen Wirkungen der Arznei und den psychologischen Auswirkungen der Prüfung selbst.
2) Es unterscheidet die Wirkungen der Arznei von Schwankungen innerhalb einer Krankheit und äußeren Faktoren.
3) Es vermeidet „falsch negative" Schlußfolgerungen - z.B. überprüft das Placebo die Wirksamkeit der eigentlichen Prüfung.

Tatsächlich werden Placebos bei klinischen Arzneiversuchen gar nicht immer benötigt oder verwendet. In bezug auf die homöopathische Arzneimittelprüfung kann sicherlich der erste Punkt von Bedeutung sein. - Die Verwendung eines Placebos kann die Wirkungen des Mittels von den Wirkungen des Prüfungsprozesses trennen. Der zweite Punkt kommt nicht zur Anwendung, da Arzneimittelprüfungen ausschließlich mit gesunden Freiwilligen durchgeführt werden und die homöopathische Arzneimittelprüfung selbstverständlich auch keinen Wirksamkeitsnachweis braucht - schließlich hat uns unsere lange Prüfungstradition gute Dienste geleistet, meistens ohne Einsatz von Placebos.

Individuelle Behandlung

Einer der Punkte, der die klinische Arzneimittelstudie von der homöopathischen Arzneimittelprüfung trennt, war immer die Tatsache, daß der Prüfer während der Prüfung so viel von einem Mittel einnimmt, wie er oder sie braucht, um eine Reaktion zu bekommen. Hingegen erfahren die Probanden bei der klinischen Studie meistens eine identische und kontinuierliche Behandlung. In dem Versuch, die homöopathische Arzneimittelprüfung mehr zu einem klinischen Arzneiversuch werden zu lassen, hat man homöopathische Forschung betrieben, bei der allen Teilnehmern das Mittel durchgehend und über einen längeren Zeitraum hinweg gegeben wurde. Das Endergebnis war statistisch gesehen häufig unbefriedigend, und sicherlich konnte keiner dieser Versuche das wissenschaftliche Establishment von der Wirksamkeit homöopathischer Arzneimittel überzeugen (siehe Artikel von Walach (16) und Clover u.a. (17).

Crossover Versuch

Beim klinischen Versuch unter Verwendung der Crossovertechnik nimmt der Patient Placebo und Arznei abwechselnd ein - beispielsweise einen Monat lang Placebo, dann einen Monat die Arznei, dann wieder einen Monat das Placebo. Da die Auswirkungen der meisten homöopathischen Behandlungen häufig länger als einen Monat andauern, ist die Interpretation der Crossover-Versuche durch die Überschneidung der Prüfungssymptome schwieriger. Will man daher diese Technik anwenden, muß der Test möglicherweise zwei Jahre lang weitergeführt werden, mit jeweils längeren Zeiträumen für jedes Stadium.

Ist die Methode der klinischen Arzneimittelprüfung auf homöopathische Prüfungen anwendbar?

Man sollte nicht vergessen, daß einige Homöopathen die Absicht haben, biomedizinische Modelle für die Bewertung der Wirksamkeit ihrer Mittel einzusetzen, obgleich sich doch genau diese Modelle wiederholt als lückenhaft erwiesen haben. Wir konnten bereits feststellen, daß die Doppelblindtechnik nie wirklich ausgetestet worden ist und nur selten richtig angewendet wurde. Wir alle wissen, daß zahlreiche gefährliche Medikamente durchs Netz gerutscht sind - Contergan (weltweit ca. 10 000 Lebendgeburten mit behinderten Kindern), Benoxaprofen (70 Todesfälle), die Butazone (mehr als 1 100 Todesfälle) und so weiter.

Der „heilige Gral" der wissenschaftlichen Bekräftigung wurde den Homöopathen seit Generationen als Vorbild vorgesetzt, als Zeichen der Anerkennung und als Würdigung der Arbeit der vielen pflichtbewußten Homöopathen, angefangen bei Hahnemann. Man kann sich jedoch nur schwer vorstellen, wie wissenschaftliche, empirische Versuche für die Verwendung bei homöopathischen Arzneimitteln geeignet sein sollen, und es ist sicherlich schwierig, eine Voraussage über das Ergebnis solcher Tests zu machen, falls sie Erfolg haben sollten. Würde dann etwa der medizinische Berufsstand den Rezeptblock beiseite legen und zur Homöopathie überlaufen? Oder würden sie sogar mit Wohlwollen die Homöopathen als ihresgleichen ansehen im Kampf um Leben und Gesundheit?

Richard Grossinger schreibt:
„Sogar heutzutage sähen es einige Homöopathen gern, wenn die Homöopathie

als eine Verbündete der allgemeinen Schulmedizin anerkannt würde, nur ist dies ohne eine grundlegende revolutionäre Veränderung an den Wurzeln von Medizin und Wissenschaft offensichtlich unmöglich". (18)

Wahrscheinlicher ist es, daß einige Mittel von den Schulmedizinern übernommen werden (wie z.b. Bryonia, Rhus tox, Pulsatilla und Apis am Ende des neunzehnten Jahrhunderts), was möglicherweise zu „Mischlingen" führt, die zusammen mit ihrer Allopathie etwas Homöopathie betreiben, ein Kompromiß, gegen den Hahnemann schon 1830 wetterte (*Organon*, § 52). Vor dieser Gefahr hat Dr. David St. George in seinem ausgezeichneten Artikel gewarnt:

„Die Einschränkungen der biomedizinischen Forschung schaffen jedoch kein vollständiges Verständnis und keine ausreichende Erklärung für komplementäre Therapien. Es besteht sogar die Gefahr, daß die komplementäre Medizin von allopathischen Ärzten übernommen wird. Die komplementäre Medizin wird umgeändert, damit sie den Bedürfnissen und den wohlerworbenen Interessen der Schulmedizin entspricht, die sich ihrerseits kaum oder gar nicht ändert." (20)

In bezug auf die Praxis und das Wissen der Homöopathie ist es Gibson zufolge eher unwahrscheinlich, daß empirische Versuche neue Informationen hervorbringen:

„Der große Zeitaufwand und die Kosten, die durch die Durchführung von Labortests und Kontrolltests entstehen, führen nur in der Kategorie der „Allgemeinsymptome" zu Aussagen, was als solches für die Beurteilung des Falles in Hinblick auf die homöopathische Verschreibung nur von geringem Wert ist." (21)

Damit Homöopathie wirksam sein kann, muß sie nicht nur mit einer guten Technik untermauert sein, sondern auch durch die eigene Lehre, die für ihre Wirksamkeit von zentraler Bedeutung ist. Es scheint schwer zu sein, diese Lehre durch wissenschaftliche Test, wie sie heute üblich sind, zu beweisen. David St. George kommt zu dem Schluß:

„Die Zeit ist gekommen, in der die komplementäre Medizin sich von dem Bedürfnis nach Legitimierung durch die Schulmedizin, indem sie deren Paradigma und ihre Forschungsmethoden übernimmt, abwenden muß. Die klassische klinische Forschung hat zwar ihren Platz, aber es ist lebenswichtig, daß man einen wesentlich umfassenderen Standpunkt zu Forschung und Entwicklung in der komplementären Medizin einnimmt." (20)

Für Hahnemann gab es in dieser Hinsicht keinen Zweifel, wie es seine Entgegnung auf Stapf (der den Wunsch geäußert hatte, einen allopathischen Arzt zur Homöopathie zu bekehren) zeigt:

„Unsere Kunst bedarf keines politischen Drucks, keiner weltlichen Ehrungen. Im Moment wächst sie langsam inmitten der Fülle des schwelgenden Unkrauts; sie wächst ungesehen von einem unscheinbaren Saatkorn zu einem kleinen Pflänzlein heran; bald wird man seinen Kopf über dem üppig wachsenden Unkraut sehen. Wartet nur ab - es schlägt seine Wurzeln tief in die Erde; unbemerkt, aber um so sicherer, kommt es zu Kräften; wenn seine Zeit gekommen ist, wird es größer werden, bis es zu einem Eichbaum Gottes wird, dessen Arme ungerührt vom wildesten Sturm, sich in alle Richtungen strecken, damit die leidenden Kinder der Menschen unter seinem wohltuenden Schatten wieder zum Leben erwachen." (22)

Trotz alledem gibt es keinen Grund dafür, das biomedizinische Wissen gänzlich zurückzuweisen, denn aus jedem Gebiet menschlichen Wissens kann man viel lernen. Wir sollten uns bemühen, nur die Aspekte zu integrieren, die die reine homöopathische Lehre stärken. Sorgfältige Kontrollen und der begrenzte Einsatz von Placebos können unbrauchbare Daten aussortieren und sollten integriert werden.

Die Methodik der Arzneimittelprüfungen

Einführung

Dieser Abschnitt stellt Richtlinien für eine vollständige, durchorganisierte, genaue und gründliche Arzneimittelprüfung auf. Danach kann eine solche Prüfung Eingang in die Arzneimittellehren und Repertorien finden und zuverlässig von Homöopathen benutzt werden. Die grundlegenden Gedanken zum Ablauf der Prüfungen stehen im Organon in den §§ 105 bis 145 und müssen vor Beginn der Prüfung mit aller Sorgfalt durchgearbeitet werden. Die Kentsche Vorlesung Ziffer 28 Die Arzneimittelprüfung und andere sachdienliche Literatur (siehe Bibliographie) sollten ebenfalls hinzugezogen werden.

Wie man gute Ergebnisse erzielt

Anfang der achtziger Jahre war offensichtlich, daß kaum Arzneimittelprüfungen durchgeführt wurden; und die Prüfungen, von denen ich wußte, hatten nur wenige Symptome gebracht. Ich fand es seltsam, daß diese Prüfungen keine guten Ergebnisse hervorgebracht hatten und kam nach weiterer Untersuchung zu dem Schluß, daß es in den meisten Fällen an der Methodik gelegen hatte. Im Nachhinein wurde klar, daß es Symptome gegeben hatte, sie aber wegen unzureichender Supervision unbemerkt geblieben waren.

„Es ist einleuchtend, daß die bei der Durchführung einer Arzneimittelprüfung verwendete Methode ein Punkt von größter Wichtigkeit ist und nicht etwa einer Laune oder dem Zufall überlassen werden darf. Die Vollständigkeit unserer Materia Medica und somit auch unsere Fähigkeit zum Heilen von Krankheiten hängt von unserer Auswahl einer passenden Methode ab." (23)

In § 32 heißt es:

„Jede wahre Arznei wirkt nämlich zu jeder Zeit unter allen Umständen auf jeden lebenden Menschen und erregt in ihm die ihr eigentümlichen Symptome (selbst deutlich in die Sinne fallend, wenn die Gabe groß genug war), so daß offenbar jeder lebende menschliche Organismus jederzeit und durchaus (*unbedingt*) von der Arzneikrankheit behaftet und gleichsam angesteckt werden muß, welches, wie gesagt, mit den natürlichen Krankheiten gar nicht der Fall ist." (siehe auch *Organon* § 134)

Somit muß jeder Prüfer zwangsläufig einige Wirkungen des Mittels spüren.

Der Grund für Hahnemanns unbedingte Überzeugung ist folgender: Bei einem kranken Menschen können wir das Mittel der Krankheitsempfänglichkeit angleichen und verwenden daher die geringste Kraft. Bei einer Prüfung jedoch können wir die Dosis und die Wiederholungen nach Gutdünken steigern, um eine Veränderung herbeizuführen. Hahnemann sagt: „deutlich wahrnehmbar, wenn die Dosis ausreichend war"... . Übertrieben hohe Dosierungen führen mit Sicherheit zu potentiell heftigen und anhaltenden Symptomen.

Kent kommentiert diesen Paragraphen:

„Hahnemann lehrt, daß der menschliche Organismus mehr unter der Kontrolle des menschlichen (fremden) Willens als unter dem der Krankheiten steht, denn nur die Krankheit kann ihn erfassen, für welche er empfänglich ist, während der Mensch die Dosis so variieren kann - sei es für eine Arzneimittelprüfung, sei es zum Heilen - daß er immer Resultate erzielen kann. Sehr empfindliche Organismen werden durch Wiederholung der Gabe schlimm geschädigt." (5)

Die Konsequenz daraus ist, schwächere Dosierungen und möglichst seltene Wiederholungen vorzunehmen, zusammen mit scharfer und genauer Beobachtung. Deshalb sind peinlich genaue Supervision und gewissenhaftes Herausarbeiten der Informationen die Hauptprinzipien, denen ich bei meinen Prüfungen folge. Es ist die Garantie für korrekte und zuverlässige Ergebnisse.

Rollenverteilung bei einer Prüfung

Um die hier vorgeschlagene Methode einer Arzneimittelprüfung zu erarbeiten nützt es, wenn man auf die einzelnen Rollen in den jeweiligen Stadien der Prüfung eingeht.

Die Hauptrollen sind:
Koordinator oder Prüfungsleiter
Supervisoren
Prüfer
Prüfungsgremium
Apotheke
Personen, die die Informationen zusammentragen, die sie auswerten, die den Text festlegen und die über die Repertorisierung entscheiden.
Der erste Schritt ist die Auswahl des Prüfungsleiters (oder Koordinators) und geeigneter Kandidaten für die anderen Aufgaben. Befassen wir uns nun mit ihren Rollen und Aufgabenbereichen.

Prüfer

Bei der Auswahl der Prüfer hat man häufig gar keine Wahl, es gibt jedoch einige grundsätzliche Kriterien.

Gesundheit

Es ist ein gängiges Mißverständnis, daß Prüfer „gesunde" Personen sein sollten. Wenn Sie eine völlig gesunde Person finden sollten, sagen sie mir bitte Bescheid!! Erstens hätten wir große Schwierigkeiten dabei, eine Gruppe absolut gesunder Prüfer zusammenzubringen; und außerdem bezweifle ich, daß diese sagenhaft „gesunde Person" überhaupt an einer Prüfung interessiert wäre, denn wahrscheinlich hat sie wichtigere Dinge zu tun! Hinzu kommt, daß wenn wir einer völlig gesunden Person ein Mittel geben, sie definitionsgemäß nicht reagieren, sondern sich anpassen würde. Vollständige Gesundheit trifft man somit selten an, aber ein annehmbarer Gesundheitszustand tut es auch.

> „... in ihrer Art gesund an Körper..." (*Organon* § 126)

Was ist ein annehmbarer Gesundheitszustand? Es geht um Dynamik oder Stase. Die Prüferin oder der Prüfer sollten ausreichend dynamisch sein, das heißt sie sollten in der Lage sein, aus bestimmten Situationen „zurückzuschwingen". Man kann es mit einem Stehaufmännchen vergleichen, das umgestoßen wird und sich wieder aufrichtet. Eine unbewegliche Person kann man nur schwer umstoßen, und wenn sie einmal eine andere Lage eingenommen hat, dauert es lange, bis sie ihren ursprünglichen Platz wieder erreicht hat, denn es fehlt ihr an Beweglichkeit und Anpassungsvermögen. Wenn der Prüfer über Anpassungsvermögen und Flexibilität verfügt, kann er sich der Prüfung anpassen und später zu seinem ursprünglichen Zustand zurückkehren. Die Flexibilität können wir auf einer Skala von 1 bis 5 messen, 5 heißt größte Dynamik und Anpassungsvermögen und 1 hat am wenigsten Dynamik und die größte Unbeweglichkeit. Faktoren, die die Benotung herabsetzen sind Pathologie, Medikamente, Hindernisse zur Heilung, festgefahrene emotionale und geistige Zustände und schwache Lebenskraft. Dieser Skala zufolge sollte eine Person mit der Einstufung 1, 2 oder 3 keine Prüfung mitmachen, weil sie nicht in der Lage wäre, wieder in ihren ursprünglichen Zustand zu gelangen.

Es sollten keine oder nur wenige statische Eigenschaften vorhanden sein, wie zum Beispiel eine schwere geistige oder körperliche Erkrankung. Auch ältere Personen sind zulässig, solange sie dynamisch sind. Personen, die irgendwelche Drogen nehmen, seien es Medikamente, Genußmittel oder Freizeitdrogen, sollten nicht an der Prüfung teilnehmen. Dazu gehören auch Anti-Baby-Pillen oder Hormonpillen. Aus ethischen Gründen halte ich es für besser, wenn auch Kinder und schwangere Frauen nicht prüfen.

Weitere Eigenschaften

§ 137 spricht auch über die Qualitäten eines Prüfers:

„„...vorausgesetzt, daß man die Beobachtung durch die Wahl einer Wahrheit liebenden, in jeder Rücksicht gemäßigten, feinfühligen Person, welche die gespannteste Aufmerksamkeit auf sich richtet, zu erleichtern sich bestrebt ...." (1)

und:

„Die dazu gewählte Versuchsperson muß vor allen Dingen als glaubwürdig und gewissenhaft bekannt sein; sie muß sich während des Versuchs vor Anstrengungen des Geistes und Körpers, vor allen Ausschweifungen und störenden Leidenschaften hüten;" (1) § 126

Es ist interessant, daß Hahnemann als erste Anforderungen Redlichkeit und Gewissenhaftigkeit nennt. Diese Eigenschaften sind unerläßlich, denn Arzneimittelprüfungen können ziemlich strapaziös sein; und wir sind auf das Durchhaltevermögen und den Eifer des Prüfers angewiesen, nur dann kann er uns die genaue Information liefern, die für die Prüfung notwendig ist.

Anzahl der Prüfer

Ich habe oft die Meinung gehört, daß man für eine gute Prüfung hundert und mehr Prüfer benötige. Aus meiner Erfahrung kann ich sagen, daß diese Zahl viel zu hoch ist und zu einer über-prüften Prüfung führen wird. Die Gefahr besteht in einer Überfrachtung mit vielen Allgemeinsymptomen, die das Repertorium zu sehr beladen und das Mittel im Vergleich zu anderen Mitteln unverhältnismäßig aufblähen.

Eine andere Überlegung ist der enorme Zeit- und Arbeitsaufwand. Das gilt besonders für ein Projekt an einer Schule, das von einem Studenten durchgeführt wird und für das ein Jahr vorgesehen ist, wobei im Anschluß an die erste Stufe ein noch viel längeres Projekt ansteht. Anne Schadde von der Homöopathieschule in München hat eine sehr umfangreiche Prüfung von Ozon abgeschlossen. Ihr Eindruck war, daß 55 Prüfer eine zu hohe Anzahl gewesen seien und sie in Zukunft mit kleineren Gruppen arbeiten werde.

Die Erfahrung zeigt, daß 5 Personen für ein kleines Vorhaben ausreichen und 15 - 20 Personen ein ziemlich vollständiges Mittelbild ergeben.

Prüfungsleiter / Koordinator

Der Prüfungsleiter oder der Koordinator sollte sich mit der den Prüfungen zugrundeliegenden Philosophie ganz allgemein gut auskennen. Sie oder er ist für den Ablauf der Prüfung verantwortlich, das beinhaltet auch die Sicherheit der Prüfer, das vorschriftsmäßige Arbeiten der Supervisoren usw. Die anspruchsvollste Rolle für den Koordinator ist die während der dritten Stufe, also bei der Auswertung der Ergebnisse, der Erfassung und Zusammenstellung der Symptome, das ist das Wichtigste. Ich habe die Erfahrung gemacht, daß die Supervisoren zwar bei der Vorbereitung dieser Stufe helfen können, die eigentliche Erfassung schließlich jedoch von einer Person oder höchstens von zwei Personen miteinander gemacht werden muß, damit dieses „als sei es nur eine Person" während der gesamten Prüfung erhalten werden kann.

Die Koordinatoren sind verantwortlich für den Erfolg des Projekts. Sie sollten einen Gesamtüberblick über die ganze Prüfung haben. Sie müssen in jedem Moment die Hand am Puls des Geschehens haben. Sie haben den Überblick über alle Supervisoren und sorgen dafür, daß alles richtig läuft. Der Koordinator sollte wissen, was mit jedem einzelnen Supervisor und mit jedem einzelnen Prüfer passiert. Sie sollten genau verfolgen, wann die jeweilige Prüfung beginnt (am bestens ungefähr zum selben Zeitpunkt, das erleichtert die Prüfungsführung), welcher Prüfer Symptome erlebt, wie viele Gaben jeder einnimmt, bei wie vielen Symptome aufgetreten sind usw. Das ist der Schlüssel zu einer gut organisierten Prüfung, denn der Koordinator vertritt das Konzept des „als sei es nur eine Person".

Der Koordinator muß alle motivieren, damit es voran geht. Er oder sie treibt die Supervisoren an, die ihrerseits dann die Prüfer anstoßen.

Während die Prüfung voranschreitet, lernen sie die Symptomatik kennen und entwickeln ein Gespür für das Mittel, das ihnen bei der schwierigen Entscheidung helfen wird, die zuverlässigen Symptome auszuwählen.

Supervision

Gute Supervision ist der Schlüssel zu einer ausgezeichneten Prüfung.
Die Supervisoren sollten Homöopathen mit einer gewissen Erfahrung sein. Im Normalfall nimmt der Homöopath alle sechs Wochen den Fall des Patienten auf, als Supervisor jedoch nimmt er den Fall täglich auf. Die Aufzeichnungen des Supervisors sollen die Nachwelt überdauern, daher ist sorgfältige Arbeit notwendig. Ein Supervisor sollte nicht mehr als zwei Prüfer betreuen, denn die Aufgabe erfordert

großen Einsatz. Er oder sie sollte das Mittel selbst nicht gleichzeitig prüfen, kann es aber später tun. Die Supervisoren sollten mit dem Fall des Prüfers vertraut sein, daher ist es am besten, wenn der Prüfer Patient des Supervisors ist. Wenn das nicht möglich ist, sollten Supervisoren und Prüfer so ausgewählt werden, daß sie zwecks leichterer Kommunikation nah beieinander wohnen.

Der Fall des Prüfers sollte vor der Prüfung vom Supervisor aufgenommen werden. Das ist entscheidend, um die Symptome vor der Prüfung mit denen danach zu vergleichen. Die Fallaufnahme muß gut sein und alle wichtigen Aspekte des Prüfers ausführlich genug umfassen.

Wenn ein Prüfer ein Mittel prüft, merkt er häufig gar nicht, daß er sich in einer Arzneimittelprüfung befindet, es sei denn er hat deutliche körperliche, äußerliche und offenkundige Symptome. Der Prüfer wird zur Prüfung und kann deshalb nicht wahrnehmen, daß er sich verändert. Sie meinen, sie würden sich ganz normal verhalten. Wenn jemand Androctonus prüft, wird er zum Skorpion. Er hat das Gefühl, dies sei sein normales Verhalten, weil Androctonus sein Zentrum überwältigt, so wie ein Virus im Kern einer Zelle die Macht ergreift. Jeder Mensch hat einen inneren Beobachter, aber während einer Prüfung kann es passieren, daß der Beobachter vom Mittel infiziert wird und nicht in der Lage ist, die Veränderung zu bemerken.

Mangelhafte Supervision ist der Hauptgrund für schwache Ergebnisse bei einer Prüfung. Am dritten Tag der Hydrogeniumprüfung veranstaltete ich ein Treffen der Supervisoren und der Prüfer, um über die bisherige Prüfung zu diskutieren. Nicht wenige berichteten, daß nichts geschehen sei. Da das gar nicht möglich war (siehe *Organon* § 32), erklärte ich, daß Prüfer häufig gar nicht wahrnehmen, daß etwas geschieht. Ich schickte die Supervisoren zurück, um die Prüfer noch einmal gründlich zu befragen.

Wenig später kamen sie zurück und sagten „mir war gar nicht aufgefallen, daß etwas passiert war" und „der Prüfer hat nicht bemerkt, daß es Prüfungssymptome waren". Das Überraschende daran war, daß alle unbeachteten Symptome für die Prüfer an sich nicht üblich waren. Daraufhin schrieben sie noch zahlreiche Symptome nieder, die sie ausgelassen hatten.

Dieses Phänomen tritt bei Arzneimittelprüfungen häufig auf. Ist man sich dieser Problematik nicht bewußt, kann eine Menge brauchbarer Information verloren gehen.

Die Situation ist vergleichbar mit der eines Patienten, der nach der Gabe eines ausgezeichneten Mittels zurückkommt und berichtet „es ist nichts passiert", obwohl alles besser geworden ist. Die Rolle des Supervisors ist daher von außerordentlicher Bedeutung. Er stellt einen festen Bezugspunkt dar, der sich nicht mit dem Prüfer verändert. Der Supervisor wird mit dem Fall des Prüfers vertraut, so daß beide tagtäglich miteinander vergleichen können, was neu, alt, geheilt und verändert ist.

Die Kommunikation kann telefonisch erfolgen, darunter kann jedoch die Qualität der Information leiden. Daher ist es ratsam, regelmäßig in persönlichem Kontakt zu stehen. Bei Prüfern, die täglich über das Telefon mit ihrem Supervisor sprachen, ihn später aber persönlich trafen, tauchten noch etliche weitere wichtige Informationen auf. Am besten ist es daher, Supervisoren und Prüfer ihrem Wohnort entsprechend einzuteilen.

Prüfungsgremium

Bei einer umfangreichen Prüfung setzt sich das Prüfungsgremium aus mehreren Homöopathen oder bei einer kleineren Prüfung aus einer Person zusammen. Es ist Aufgabe des Gremiums, für die Organisation zu sorgen. Ihm obliegt es, das Mittel und die zu verwendenden Potenzen auszuwählen, den Kontakt zur Apotheke herzustellen und möglicherweise auch bei der Herstellung des Mittels mitzuhelfen. Das schafft eine Doppelblindsituation, weil Koordinator, Supervisoren und Prüfer das Prüfungsmittel nicht kennen und nicht wissen, wer ein Placebo bekommt.

Das Prüfungsgremium notiert die Codenummern von jedem Mittel und vermerkt, welcher Prüfer welches Mittel bekommen hat. Die Mitglieder verteilen auch die Mittel und die Prüfungstagebücher.

Jedes Prüfungstagebuch enthält Anweisungen für Supervisoren und Prüfer. Die Tagebücher sollten ziemlich dick und gebunden sein. Sie sollten für Prüfer und Supervisoren jeweils eine andere Farbe haben. Jedes Buch wird mit Name, Nummer des Prüfers, Arzneimittelcode und wichtigen Telefonnummern versehen. Auf der ersten Seite kann zur Erinnerung das Berichtsmuster stehen, die nächsten Seiten sollten jedoch leer sein, um eine frei fließende Berichterstattung zu gewährleisten.

Das Prüfungsgremium kann am Schluß der Prüfung die Abschrift und die Veröffentlichung der Prüfung veranlassen.

Das Mittel

Die Prüfsubstanz

Die Freigiebigkeit der Natur ist groß. Unzählige Substanzen warten noch darauf, geprüft zu werden. Das Periodensystem sollte noch abgeschlossen werden, darunter zahlreiche der gewöhnlichen Salze. Es gibt Millionen Pflanzenarten, jede von ihnen könnte von genauso grundlegender Bedeutung sein wie Pulsatilla oder Aconitum. Millionen Insekten und andere Tiere, Fische und Vögel könnten von Nutzen sein, wären sie gut geprüft. Vielleicht werden synthetische Medikamente und Toxine gebraucht. Selbstverständlich kann man nicht die ganze Natur prüfen, aber um für die Mehrheit unserer Patienten ein echtes Simillimum zu finden, müssen noch viel mehr Prüfungen unternommen werden. Ein Vertreter jeder Familie aus jedem Reich der Natur würde die Homöopathie zu einer fast perfekten Wissenschaft erheben.

Zum Prüfungsgegenstand gelangt man auf vielen Wegen. Vielleicht suchen wir in der Materia Medica nach eklatanten Lücken. Ich erinnere mich noch, wie überrascht ich war, als ich feststellte, daß es für Androctonus keine anständige Prüfung gab. Möglicherweise stoßen wir auch bei unseren Studien auf ein interessantes pflanzliches oder mineralisches Mittel, oder wir entscheiden uns für eine Substanz, die uns persönlich schon das ganze Leben lang fasziniert hat. Eine Arzneimittelprüfung ist ein tiefer Ausdruck unserer inneren Kreativität, daher kann die Intuition bei unserer Entscheidung eine große Rolle spielen. Irgendwie sollten wir zulassen, daß das Mittel uns findet, und wenn wir uns dem Zufall öffnen, wird das auch geschehen. Nuala Eising beispielsweise hat uns drei wunderbare Mittel an die Hand gegeben - Granit, Kalkstein und Marmor - und alle wurden aufgrund von bedeutsamen Träumen ausgewählt.

Einige zusätzliche Faktoren sollte man berücksichtigen. Zuallererst - ist die Substanz erhältlich? Manche Leute wollen oft die eigenartigsten und herrlichsten Substanzen prüfen, die man nur schwer bekommen kann; Mondgestein, Schuppen von einem Drachen oder seltene Pflanzen des Amazonasgebietes beispielsweise!

Einige Homöopathen vertreten die Ansicht, daß ein nützliches Mittel aus der nahen Umgebung kommen und für den Patienten leicht zugänglich sein sollte, da die Natur immer für ein erreichbares Heilmittel sorgt. Das ist ein schöner Gedanke. Die Antithese davon jedoch ist, daß je tiefer und schwerer eine Krankheit wird, desto weiter weg wird wahrscheinlich das Arzneimittel liegen. Wir erinnern uns alle an Zeiten, in denen wir Lachesis erfolgreich in Europa verschrieben haben, oder Hepar sulfuris, ein Mittel, das natürlich nur tief im Bauch der Erde vorkommt. Bevor ich mich endgültig für ein Prüfungsmittel entscheide, gehe ich in die Meditation und frage mich: Wird dieses Mittel ein nützliches Hilfsmittel sein, um Kranke wieder gesund zu machen? Wird dieses Mittel eine der Lücken füllen, auf die Homöopathen täglich in ihrer Praxis stoßen?

Was den Prüfstoff angeht, so kann man jede natürliche oder synthetische Substanz verwenden. Besonders wichtig ist es, die genauen Einzelheiten der Ursubstanz aufzuzeichnen und nachzuprüfen, z.b. Art, Geschlecht, Zeit des Sammelns, Standort, Menge in Volumen oder Gewicht, Prozent- und Volumenangabe des Alkohols, Alter und Teil des Probestücks usw. Bei einer Nosode sollten allgemeine Angaben zu Alter, Konstitution und Gesundheitszustand des Spenders gemacht werden.

Bei Pflanzen sollte man in der kräuterkundlichen und botanischen Fachliteratur nachforschen, um festzustellen, welcher Teil die größte Wirkkraft hat und welcher Zeitpunkt für das Sammeln am besten geeignet ist. Vorzugsweise sammelt man die Pflanze in ihrer natürlichen Umgebung.

Alle Substanzen sollten so natürlich wie möglich und weitgehend schadstofffrei sein. Man verwende eher eine Glasflasche als eine aus Kunststoff. Die pharmazeutische Zubereitungsform sollte genau angegeben werden.

Dosis und Darreichungsform

Es gibt viele verschiedene Meinungen zur Frage der Dosierung bei Prüfungen. Am häufigsten vertreten wird die irrige Annahme, daß die Dosis ständig wiederholt werden muß - normalerweise täglich während der gesamten Prüfung. Hahnemann und Kent haben die logischste und wirksamste Art und Weise empfohlen, der auch ich gefolgt bin und die ich durch meine eigene Erfahrung bestätigt habe.

Bevor wir die Auffassungen der Meister untersuchen, sollten wir festhalten, daß es ungeachtet der Theorien zur Dosierung in der Praxis den meisten Prüfungen völlig an Übereinstimmung fehlt. Es scheint, daß jeder Homöopath eine andere Methode hat. Schmökert man in Allens *Encyclopaedia*, findet man enorme Diskrepanzen und wunderbare und vielfältige Weisen, das Mittel einzunehmen. Bei der Phosphorprüfung nahm ein Prüfer beispielsweise am ersten Tag zweimal 20 Tropfen der Urtinktur ein, am zweiten Tag die gleiche Dosis dreimal, am dritten Tag 20 Tropfen am Morgen und 40 Tropfen am Nachmittag, 20 Tropfen am vierten Tag und 30 Tropfen am fünften Tag. Ein anderer Prüfer nahm drei Tage lang 4 Tropfen ein und nahm dann am vierten Tag 6 Tropfen. Ein Mädchen verzehrte die oberste Spitze von 1000 Streichhölzern - das ist natürlich eine toxikologische Prüfung. Ein weiterer Prüfer nahm 11 Tage lang eine Dosis der 30. Potenz und ein anderer die 15. Potenz 3 Tage lang ein. Bei anderen Prüfungen sehen wir ähnliche Unterschiede. Zum Beispiel:

Tilia europea: Einige nahmen die Urtinktur, andere 2 Tage lang die erste Centesimaldilution, ein anderer nahm am ersten Tag 20 Tropfen der 30.Dilution, danach 10 Tropfen und dann 20.

Tarentula: die C3, C6, C12 und C200 wurden verwendet.

Cenchris wurde mit einmaligen Gaben der C6 und der 10M geprüft.

Bei anderen Prüfungen verwendete man Dosen, die täglich niedriger lagen, z.B. C30 bis C29, C28, C27 usw. Andere wiederum nahmen die CM täglich.

Es gibt eine ungeheure Vielfalt an Vorgehensweisen, die von einmaligen Gaben bis zu monatelang dreimal täglich reichen, und Potenzen von der Urtinktur bis zu mehreren CM umfassen.

In § 129 schreibt Hahnemann:
„Wenn nur schwache Wirkungen von einer solchen Gabe zum Vorschein kommen, so kann man, bis sie deutlicher und stärker werden, täglich etliche Kügelchen mehr zur Gabe nehmen, bis die Befindens-Veränderungen wahrnehmbarer werden; denn wenige Personen werden von einer Arznei gleich stark angegriffen; es findet im Gegenteil eine große Verschiedenheit in diesem Punkte statt, so daß von einer als sehr kräftig bekannten Arznei, in mäßiger Gabe, zuweilen eine schwächlich scheinende Person fast gar nicht erregt wird, aber von mehreren andern dagegen, weit schwächeren, stark genug. Und hinwiederum gibt es sehr starke Personen, die von einer mild scheinenden Arznei sehr beträchtliche Krankheits-Symptome spüren, von stärkeren aber geringere u.s.w. Da dies nun vorher unbekannt, so ist es sehr rätlich, bei jedem zuerst mit einer kleinen Arzneigabe den Anfang zu machen, und wo es angemessen und erforderlich, von Tage zu Tage zu einer höheren und höheren Gabe zu steigen." (1)

Dieser Paragraph ist verwirrend. Die Verwirrung entsteht durch die Aussage „von Tage zu Tage zu einer höheren und höheren Gabe zu steigen". Manche sind der Auffassung, damit sei gemeint, immer niedrigere Potenzen zu nehmen, und das können wir bei vielen der alten Prüfungen finden. Andere meinen eher, daß Hahnemann der Ansicht war, man solle von Tag zu Tag mehr Globuli einnehmen. Und wieder andere wollen nacheinander immer höhere Potenzen einsetzen. Alles hängt davon ab, was wir unter dem Begriff „Dosis" im *Organon* verstehen.

Ich verstehe bei Hahnemann unter dem Begriff „Dosis" die Menge, die Anzahl der Globuli. Es gibt die weitverbreitete Meinung, daß es gleichgültig sei, ob man ein Kügelchen oder die ganze Flasche gibt. Dennoch betonte Hahnemann, daß es einen großen Unterschied zwischen einem Mohnsamen und 10 Mohnsamenkörnern gäbe. Er warnte davor, zu viele Globuli zu geben. Seiner Meinung nach entsteht der

Unterschied durch die größere Menge des aufsaugenden Milchzuckers. Ein größerer Eisenstab wird ja auch zu einem viel stärkeren Magneten, wenn er magnetisiert wird. Zu einem früheren Zeitpunkt sagt er „man kann täglich ein paar Globuli mehr nehmen" und meinte damit nicht, in der Reihe der Potenzen hoch oder runter zu gehen, sondern eher größere Mengen zu verabreichen.

Entscheidend ist, daß manche Menschen leicht Symptome hervorbringen, während andere einen Anstoß brauchen. Da wir das aber nie vorher wissen, beginnt man am besten sanft. Wenn gar nichts geschieht, wiederholt man die Dosis oder erhöht sie, bis Symptome auftreten, dann beendet man die Einnahme.

Kent war in diesem Punkt sehr deutlich. Er bestand darauf, das Mittel bis zum Auftreten von Symptomen zu geben und es dann abzusetzen. Ihm war es lieber, vorsichtig zu sein. Wir müssen uns darüber im klaren sein, daß es unsere vorrangige Pflicht bei einer Prüfung ist, den Prüfer zu schützen. Erst kommt der Prüfer dann die Prüfung, sie oder er ist wichtiger als die eigentliche Prüfung. Es kann dem Prüfer schaden, das Mittel gedankenlos zu wiederholen. Während der Prüfung von Androctonus nahmen einige Prüfer entgegen den Anweisungen das Mittel einfach weiter. Bei einigen entwickelten sich anhaltende und unangenehme Symptome. Bei mangelhafter Supervision merken die Prüfer möglicherweise gar nicht, daß Symptome aufgetreten sind und fahren mit der Einnahme fort. Solche Symptome entwickeln sich und übertragen sich auf die Konstitution. Ich habe für mich daraus eine Lehre gezogen und beschlossen, eher vorsichtig zu sein, als starke Symptome zu erzwingen.

P.P. Wells, Zeitgenosse von Hering, führt aus:
„Nachdem die Arznei der Lebenskraft beigegeben worden ist, muß man sie allein lassen, so daß sich ihr wahrer Charakter voll entfalten kann. Sie darf weder durch eine andere Dynamis noch durch irgendeine Wiederholung gestört werden, bis die ursprüngliche Dosis genügend Zeit gehabt hat, ihre Wirkung zu erschöpfen. Sorgfalt in dieser Sache ist um so bedeutsamer als die fähigsten Studenten der Materia Medica (Boenninghausen, Hering) und die besten Beobachter der Arzneimittelprüfung gelernt haben, daß die Symptome, die als letzte auftreten, den höchsten Wert in der Prüfung haben." (12)

Ich habe mich daher für eine Formel von höchstens 6 Dosen innerhalb von 2 Tagen entschieden. Wenn irgendein Symptom erscheint, soll keine weitere Gabe eingenommen werden. Wenn nach zwei Tagen nichts geschehen ist, keine weiteren Gaben mehr. Das geschieht aus Sicherheitsgründen, da Prüfer häufig nicht bemerken, daß etwas geschehen ist und immer weiter wiederholen. Prüfungssymptome sind im Normalfall sehr mild und ziehen sich wie ein feines Spinnennetz über das Normalbewußtsein. Ich habe beobachtet, daß 80% der Teilnehmer vor Einnahme aller 6 Dosen deutliche Symptome zeigten. Die meisten Prüfer spüren nach der ersten Gabe etwas, sind sich dessen aber nicht sicher, nach der nächsten Gabe spüren sie es dann stärker. Hier ist genaue Supervision wichtig, da der Prüfer sich nicht sicher sein kann, ob etwas geschehen ist oder nicht. Wie Wells erläutert kann eine weitere Dosis nicht schaden:

> „Ich halte es für absolut angemessen und richtig und gerechtfertigt, wenn man bei einer Prüfung den ersten Angriff sozusagen mit einer Potenz, die innerhalb von vierundzwanzig Stunden mehrfach wiederholt wird, führt ... Es wirkt wahrscheinlich so wie eine einmalige Gabe wenn man sie in Ruhe läßt und ihr nicht in die Quere kommt, bis die Wirkung dieser wiederholten Gabe nachgelassen hat." (12)

Wichtig ist dabei, daß man während der sekundären Reaktion nicht noch weitere Gaben des Mittels gibt. Wenn in einigen Fällen nach 6 Gaben nichts geschehen ist, kann sich der Koordinator überlegen, ob er noch weitere 3 Gaben gibt, um eine Reaktion zu erzeugen. Ein solcher Prüfer wäre dann wahrscheinlich nicht besonders empfindlich. Kent betont auch, daß man auf keinen Fall eine Prüfung abbrechen und erneut beginnen sollte. Vielleicht unterbricht man eine Woche lang, weil man meint, es würde nichts geschehen und nimmt dann noch ein paar Gaben ein. Dadurch besteht jedoch die Gefahr, daß eine Empfänglichkeit geschaffen wird. Wird die Einnahme eines Mittel wiederholt, vermischen sich die Wirkungen miteinander, mit der möglichen Gefahr, daß der Konstitution Symptome eingeprägt werden. Das Mittel kann erst dann wiederholt werden, wenn die Wirkungen der ersten Prüfung ausgelaufen sind.

Kent:
> „...bitte nie aber Unterbrechung, Störung des Ablaufs durch neue Gaben des Prüfstoffs. Das letztere nämlich ist etwas vom Gefährlichsten, was man tun kann. Wenn die Arsen-Symptome kommen und sich klar zeigen, könnte es einem nach einer Woche oder 10 Tagen einfallen: 'Laßt uns das Bild etwas auffrischen, daß die Symptome etwas stärker werden.' Und um dies zu bewirken, nimmt man nun noch eine große Portion Arsen mehr. Damit prägt man dann aber dem Organismus eine Arsen-Diathese tief ein, die nie mehr weichen wird, nicht heilbar ist! Mit dieser unangebrachten Repetition des Prüfstoffs bricht man in den Zyklus des Prüfstoffs ein, und das ist ein gefährliches Ding. Leider ist das schon getan worden, und gewisse Prüfer haben dann die Effekte der betreffenden Arzneimittelprüfung bis an ihr Lebensende mit sich getragen." (5)

Schauen wir uns einmal an, was Hahnemann dazu in § 130 ausführt:
> „Wenn man gleich anfangs zum ersten Male eine gehörig starke Arzneigabe gereicht, so hat man den Vorteil, daß die Versuchsperson die Aufeinanderfolge der Symptome erfährt und die Zeit, wann jedes erschienen ist, genau aufzeichnen kann, welches zur Kenntnis des Charakters der Arznei sehr belehrend ist, weil dann die Ordnung der Erstwirkungen, so wie die der

Wechselwirkungen am unzweideutigsten zum Vorschein kommt. Auch eine sehr mäßige Gabe ist zum Versuche oft schon hinreichend, wenn nur der Versuchende feinfühlig genug und möglichst aufmerksam auf sein Befinden ist. Die Wirkungsdauer einer Arznei wird erst durch Vergleichung mehrerer Versuche bekannt."(1)

Hahnemann behauptet, daß die Einzelgabe vorzuziehen sei, da sich primäre und sekundäre Wirkung in ungestörter Abfolge entfalten können. Man kann die Symptome in der natürlichen Reihenfolge ihres Auftretens und Verweilens beobachten. Die primäre Wirkung geht in die sekundäre über und läßt dann nach. Dies kann man nur bei einer Einzeldosis oder einer einmaligen kollektiven Dosis beobachten. Dieses klare Bild wird undeutlich, wenn das Mittel auch noch während der sekundären Reaktion weitergegeben wird. Dann fängt die Lebenskraft nämlich an, sich gegen die Arznei zu wehren.

In § 131 heißt es dann weiter:
„Muß man aber, um nur etwas zu erfahren, einige Tage nacheinander dieselbe Arznei in immer erhöhten Gaben derselben Person zum Versuche geben, so erfährt man zwar die mancherlei Krankheitszustände, welche diese Arznei überhaupt zuwege bringen kann, aber nicht ihre Reihenfolge, und die darauffolgende Gabe nimmt oft ein oder das andere, von der vorgängigen Gabe erregte Symptom wieder hinweg, heilwirkend, oder den entgegengesetzten Zustand hervorbringend - Symptome, welche als zweideutig eingeklammert werden müssen, bis folgende, reinere Versuche zeigen, ob sie Gegen- und Nach-Wirkung des Organismus, oder eine Wechselwirkung dieser Arznei sind."(1)

Es lohnt sich also nicht, ständig die Gabe zu wiederholen. Primäre und sekundäre Reaktionen vermischen sich miteinander und jede Gabe antidotiert die Wirkung der vorherigen Arznei. Das Mittel heilt sich gewissermaßen selbst und vernachlässigt einige der Symptome, die es vorher gezeigt hatte. Eine derartige Prüfung ist weniger genau, und manche Symptome sollten solange mit Klammern versehen werden, bis sie bestätigt worden sind.

Hahnemann betont, daß die einmalige Dosis der reinere Versuch ist. Die Erfahrung zeigt, daß sie auch die stärkere Prüfung darstellt.

Potenzierung

In § 128 stellt Hahnemann fest, daß es durch den Einsatz potenzierter Arzneien bei Prüfungen vielfältigere Symptome gibt als bei materiellen Gaben:

„Die neueren und neuesten Erfahrungen haben gelehrt, daß die Arzneisubstanzen in ihrem rohen Zustande, wenn sie zur Prüfung ihrer eigentümlichen Wirkungen von der Versuchsperson eingenommen werden, lange nicht so den vollen Reichtum der in ihnen verborgen liegenden Kräfte äußern, als wenn sie in hohen Verdünnungen durch gehöriges Reiben und Schütteln potenziert zu dieser Absicht eingenommen worden; durch welche einfache Bearbeitung die in ihrem rohen Zustande verborgen und gleichsam schlafend gelegenen Kräfte bis zum Unglaublichen entwickelt und zur Tätigkeit erweckt werden. So erforscht man jetzt am besten, selbst die für schwach gehaltenen Substanzen in Hinsicht auf ihre Arzneikräfte, wenn man 4 bis 6 Streukügelchen der 30. Potenz einer solchen Substanz von der Versuchsperson täglich, mit ein wenig Wasser angefeuchtet, nüchtern einnehmen und dies mehrere Tage fortsetzen läßt." (1)

Zu diesem Zeitpunkt dachte Hahnemann daran, die Potenz C 30 zu standardisieren, der Gedanke wurde jedoch nie weiterverfolgt. Ich habe bei meinen Prüfungen viele verschiedene Potenzen verwendet - C 6, C 15, C 30, C 200. Es ist aber ebenso berechtigt, nur eine Potenz zu verwenden, wie die C 30 oder eine einmalige Gabe der C 1000.

Jedes Prüfungsgremium muß entscheiden, ob nur eine Potenz oder mehrere Potenzen eingesetzt werden sollen. Letzteres kann nützlich sein, um die Wirkung auf verschiedenen Potenzebenen zu untersuchen und dadurch eine Information zu erhalten, die die Wahl der richtigen Potenz für einen Patienten erleichtert. Wir ordnen das individuelle Symptom des Patienten dem entsprechenden in der Materia Medica zu. Dann können wir die jeweilige Potenz, die diese Symptome erzeugt hat, zur Heilung einsetzen. So folgen wir dem Ähnlichkeitsgesetz gleichzeitig in bezug auf Potenz und auf Symptom. Wenn beispielsweise „schneidender Kopfschmerz, an der linken Schläfe, morgens" durch eine C 200 aufgetreten ist, kann man für die Heilung die gleiche Potenz einsetzen.

Ein sensibler Prüfer kann nach Abschluß einer Prüfung mit tiefen Potenzen die Prüfung mit einer einmaligen Gabe einer Hochpotenz wiederholen. Das führt zu noch feineren und charakteristischeren Symptomen.

Placebo

Der Einsatz eines Placebos gehört zu den umstrittensten Themen in einem Prüfungsprotokoll. Die Trennungslinie zwischen den Meinungen verläuft ähnlich wie die in der Homöopathie überhaupt, zum Beispiel zwischen „wissenschaftlichen" und „klassischen" Homöopathen.

Es gibt mehrere Methoden für den Einsatz von Placebos. Beispielsweise kann man eine Kontrollgruppe einsetzen, in der 50 % der Prüfer das Placebo einnehmen. Eine andere Möglichkeit besteht darin, 30 Tagesdosen eines Mittels zu verabreichen, von denen nur eine oder zwei echte Arzneien sind, alle anderen sind Placebos. Hierbei werden die Mittelgaben durchnumeriert, und weder Prüfer noch Supervisor kennen die Reihenfolge. Eine andere Möglichkeit ist der Crossover-Versuch, bei dem eine Gruppe ein Placebo und die andere das Verum bekommt und nach ein bis zwei Monaten gewechselt wird.

Derartige Methoden sind meiner Meinung nach umständlich und zeitaufwendig, ohne daß wir davon profitieren. Wie verwenden wir denn, wenn überhaupt, die Symptome, die durch ein Placebo hervorgerufen wurden? Gute Prüfer findet man nicht leicht - sollten wir sie an ein Placebo verschwenden? In seinem Artikel „Eine Prüfung von Mandragora officinarum" (19) berichtet Raeside, daß er und seine Prüfer nach zahlreichen Prüfungen (darunter Esponjilla, Hydrophis, Venus mercenaria, Hirudo, Colchicum autumnalis, Mimosa pudica u.a.) den Eindruck hatten, daß „Kontrollgaben eine unnütze Vergeudung von guten Prüfern seien".

Interessant ist außerdem die Feststellung, daß Prüfungen mit Placebos ab und zu Symptome produzieren, die den Prüfungssymptomen ähneln, dadurch entstehen erneut Zweifel an der Verwendung dieses Mediums bei Prüfungen.

Ich habe mich hingegen auf wenige Placebos und ganz besondere Sorgfalt bei der Überprüfung der Symptome verlassen. Peinliche Genauigkeit und klinische Erfahrung sind der beste Schutz und der beste Nachweis.

Für die Verwendung von Placebos spricht, daß dadurch die Aufmerksamkeit der Prüfer bei ihren Berichten besonders groß ist. Ich habe mich daher für den Weg entschieden, 10 - 20 % Placebos zu geben, und ich gebe laut und deutlich bekannt, daß in der Prüfung auch Scheinarzneien enthalten sind.

Arzneimittelprüfungen halten sich nicht an kartesianisches Denken, da der Experimentator Teil des Experiments ist. Wenn man davon ausgeht, daß die meisten wenn nicht alle Prüfungen des 19. Jahrhunderts weder Placebo noch Crossovertechnik kannten, ist interessant, daß sie den Test der Zeit bestanden und sich in Tausenden von Fällen als klinisch wirksam erwiesen haben.

Die Verwendung von Placebos in Prüfungen sollten wir gründlich überlegen. Placebo bedeutet „Ich werde gefallen". Zu gefallen hat viele Vorteile und zahlreiche Nachteile. Wir sollten Placebos maßvoll einsetzen, aber unseren Weg nicht verlassen, um einer orthodoxen Haltung zu huldigen, die sich mit reiner Homöopathie doch nie zufrieden geben wird.

Stufen einer Prüfung

Stufe Eins: Vorbereitung

Verteilung der Rollen: Prüfer, Supervisoren, Prüfungsgremium, Koordinator, usw.
Das Prüfungsgremium entscheidet über Protokoll, Mittel, Anzahl der Prüfer,
Arzneimittelcodes und Prüfungsbeginn.
Die Koordinatoren und das Prüfungsgremium teilen den Prüfern die Supervisoren zu.
Das Mittel wird besorgt und potenziert.
Das Mittel und die Tagebücher werden verteilt.
Supervisoren machen die Fallaufnahme der Prüfer.
Die Prüfer beginnen mit ihren Aufzeichnungen 1 - 2 Wochen vor der Prüfung.

Stufe Zwei: Prüfung

Die Prüfung beginnt. Der Prüfer benachrichtigt den Supervisor, der Supervisor
benachrichtigt den Koordinator.
Der Prüfer beginnt mit der Einnahme des Mittels, sechs Gaben werden über zwei
Tage verteilt. Sobald Symptome auftreten, wird die Einnahme abgesetzt.
Prüfer und Supervisor stehen täglich in Kontakt, jeder führt ein vollständiges
Prüfungstagebuch.
Supervisor und Koordinator bleiben in Kontakt.
Beim Nachlassen der Symptome wird nur noch alle 2, 3 und später alle 7 Tage
Kontakt aufgenommen.
Wenn drei bis vier Wochen lang keine Symptome mehr aufgetreten sind, ist die
Prüfung beendet.
Die Tagebücher werden dem Prüfungsgremium oder dem Koordinator
zurückgegeben.

Stufe Drei: Auswertung

Erste Gruppensitzung. Die Gruppe teilt sich in Kleingruppen mit 3 oder mehr
Teilnehmenden.
In der Gruppe gibt es den Prüfer, den Supervisor und einen anderen Homöopathen.
Die Kleingruppen arbeiten die Tagebücher durch und greifen ausschließlich die

brauchbaren Symptome heraus.

An einer Stelle während der Gruppensitzung diskutiert die ganze Gruppe miteinander über ihre Erfahrungen.

Nach Beendigung der Auswertung wird das Mittel bekanntgegeben.

Stufe Vier: Zusammentragen der Symptome

Die Auswertungsergebnisse werden gesammelt und in den Computer eingegeben.

Hinzufügung von toxikologischen Angaben.

Die Symptome werden zugeordnet und von den Koordinatoren in die endgültige Fassung gebracht.

Stufe Fünf: Repertorisation

Das Team nimmt die Repertorisation vor.

Die Symptome erhalten ihre Wertigkeit.

Die Repertorisation wird von einer Person zusammengestellt.

Stufe Sechs: Veröffentlichung

Die Prüfung

Erstes Treffen

Für den erfolgreichen Ablauf der Prüfung ist es wichtig, vor Beginn des Prozesses eine Sitzung zur Orientierung abzuhalten. Sie dient dazu, Prüfern und Supervisoren den Prozeß der Prüfung zu erklären. Solch eine Sitzung ist unbedingt notwendig, wenn nicht alle Prüfer auch gleichzeitig Homöopathen sind, denn dann muß die besondere Art und Weise der Beobachtung, die dabei notwendig ist, erläutert werden. Diese Versammlung ist auch der Beginn des Fusionsprozesses, der sich im späteren Verlauf der Prüfung festigen wird.

Vorbereitung

Supervisor und Prüfer erhalten jeder ein Prüfungstagebuch. Danach nimmt der Supervisor in angemessenem Umfang den Fall des Prüfers auf, wobei er darauf achtet, auch das gesamte Schema und die Vorgeschichte des Patienten durchzugehen. Die Anamnese wird im Prüfungstagebuch des Supervisors eingetragen. Dann beginnt der Prüfer 7 - 10 Tage lang mit seinen Aufzeichnungen. Dadurch soll sich der Prüfer in Selbstbeobachtung und Aufzeichnung üben und sich daran gewöhnen, zum Vergleich normale Symptome zu beobachten. Länger sollte dieser Beobachtungszeitraum nicht dauern, denn der Prüfer langweilt sich dabei und läßt während der eigentlichen Prüfung in seiner Aufmerksamkeit nach.

Prüfer und Supervisor legen dann gemeinsam einen Termin für den Prüfungsbeginn, den Zeitpunkt der Kontaktaufnahme und den zeitlichen Ablauf fest. Häufig geschieht es, daß die Prüfer die Vereinbarungen nicht einhalten, denn sie sind nicht „so wie sonst". In so einem Fall muß der Supervisor den Kontakt zum Prüfer halten, schließlich ist er ja teilweise für dessen Gesundheit während der Prüfung verantwortlich.

Prüfung

Der Prüfer schreibt sorgfältig alles über Symptome, Modalitäten, Zeit und Begleitumstände auf. Für jedes Symptom wird eine neue Zeile begonnen und Raum für Bemerkungen freigelassen. Für jeden Tag wird eine neue Seite angefangen mit deutlicher Angabe von Wochentag und Datum.

Wie bereits erwähnt, soll täglich Kontakt aufgenommen werden, solange die Symptome noch frisch im Gedächtnis sind. Genaue Einzelheiten von Symptomen werden schnell vergessen. Am ersten Tag sollten Prüfer und Supervisor sehr genau auf den Zeitpunkt achten, zu dem Symptome auftreten. Falls es dazu kommt, darf keine weitere Gabe mehr eingenommen werden. Für den Fall, daß die Empfindungen nur sehr leicht spürbar sind, schadet eine weitere Gabe nicht.

„Wenn der Arzt die Arznei zum Versuche nicht selbst eingenommen, sondern einer andern Person eingegeben hat, so muß diese ihre gehabten Empfindungen, Beschwerden, Zufälle und Befindensveränderungen deutlich aufschreiben zu dem Zeitpunkte, zu dem sie sich ereignen, mit Angabe der, nach der Einnahme verflossenen Zeit der Entstehung jedes Symptoms, und wenn es lange anhielt, die Zeit der Dauer. - Der Arzt sieht den Aufsatz in Gegenwart der Versuchsperson, gleich nach vollendetem Versuche, oder, wenn der Versuch mehrere Tage dauert, jeden Tag durch, um sie, welcher dann noch alles in frischem Gedächtnisse ist, über die genaue Beschaffenheit jedes dieser Vorfälle zu befragen und die so erkundigten, nähern Umstände beizuschreiben, oder nach ihrer Aussage dieselben abzuändern." § 139 (1)

Am Ende jedes Tages geht der Supervisor noch einmal alles durch, was der Prüfer geschrieben hat und fragt bei jedem Symptom nach Empfindung, Ort, Modalität, Zeitpunkt und Begleitumständen. Auch der winzigste Punkt muß geklärt werden. Für ein abgerundetes Verständnis sollte man die Bedeutung eines Symptoms nicht nur in bezug auf sein Auftreten (z.B. Funktion), sondern möglichst auch mit Angabe der zur Funktion führenden Empfindung erklären. Als Beispiel „ängstlich, hervorgerufen durch das Gefühl, während dieses Tages nicht genügend geschafft zu haben". Wenn eine Person vor dem Schwanz ihres Pferdes betet, sollte man den Grund dafür nennen und mitteilen, ob sie zu Gott oder zu ihrem Pferd betet.

An dieser Stelle ist die homöopathische Kunst einer guten Supervision überaus wichtig. Der Supervisor soll die Worte des Prüfers nicht nur einfach wiederholen, sondern er sollte die Symptome erklären und verdeutlichen.

Nachdem er dem Bericht des Prüfers zugehört und bei Einzelheiten nachgefragt hat, geht der Supervisor schnell das Fragenschema durch, um noch nach irgendwelchen anderen Symptomen zu fahnden. Er überprüft die Symptome vom Kopf bis zu den Füßen, dann folgen die Allgemeinsymptome einschließlich Temperatur, Schlaf, Schweiß und Tageszeit. Gemütszuständen und Träumen sollte aufmerksam nachgegangen werden. Wir sollten darauf achten, keine Vermutungen oder Spekulationen zu erfassen, sondern nur eindeutige Tatsachen. Der Bericht darf nicht zu langatmig sein - unnötiges Geschwafel und irrelevante Einzelheiten verwirren die Prüfung nur. Supervision ist ein wunderbarer Lernprozeß für den Homöopathen, der seine Fähigkeit zu einer genauen Fallaufnahme stärkt.

Besonders wichtig ist es, daß jedes Symptom einer der folgenden Kategorien zugeordnet wird:

1) **Neues Symptom** (**NS**, englisch: new symptom) - nie zuvor aufgetreten.
2) **Altes Symptom** (**OS**, englisch: old symptom) - vor mehr als einem Jahr aufgetreten. z.B. Klingen in den Ohren. OS 14 Jahren.
3) **Verändertes Symptom** (**AS**, englisch: altered symptom) - normales Symptom, das sich während der Prüfung verändert. z.b., normalerweise Kopfschmerz an der linken Schläfe, jetzt an der rechten.
4) **Neueres Symptom** (**RS**, englisch: recent symptom) - innerhalb des letzten Jahres aufgetreten.
5) **Geheiltes Symptom** (**CS**, englisch: cured symptom) - altes Symptom oder Symptom aus jüngerer Zeit, das nicht mehr besteht.

Es empfiehlt sich, diese Abkürzungen mit roter Farbe hervorzuheben.

Antidotieren einer Prüfung

Es kommt vor, daß ein Prüfer zu sehr oder zu lange leidet und die Prüfung mit einem Antidot abgebrochen werden muß. Bei überempfindlichen Personen kann es zu einer schweren akuten Reaktion kommen. Infolge einer antipathischen Reaktion kann eine anhaltende Nebenwirkung entstehen, wenn der Prüfer nicht dynamisch genug ist, um in den gesunden Zustand zurückzuschwingen.

Für das Antidotieren stehen verschiedene Optionen zur Verfügung, meistens ähnlich wie in der Klinik. Sie werden hier in der Reihenfolge ihrer Verwendung angeführt, von einfachen bis hin zu hartnäckigen Fällen:

1) Kaffee, Kampfer, „Olbas Oil", Pfefferminz, usw. können Fälle mit leichtem Unwohlsein antidotieren.
2) Ein Akutmittel kann die meisten lästigen Symptome beheben, es erfaßt die sichtbare kleinere Totalität.
3) Falls bekannt, das Konstitutionsmittel des Prüfers. Falls es nicht bekannt ist, kann es in der Fallaufnahme des Supervisors erarbeitet werden. Diese Methode ist häufig leider nicht so erfolgreich, wie man erwarten sollte. Ich habe Prüfer beobachtet, die ohne Erfolg versucht haben, mit vorherigen „Konstitutionsmitteln" zu antidotieren. Das liegt daran, daß sich das Mittelbild jetzt verändert hat, und dies führt uns zur letzten Möglichkeit:
4) ein Antidot anhand der neuen Totalität der Symptome zu finden, die das Ergebnis des ursprünglichen Mittelbildes und des Prüfungsmittelbildes ist. Diese Methode stützt sich auf das Ähnlichkeitsgesetz und entspricht der Lehre des *Organon*:

„... so läßt man bei akuten Krankheiten diese erste Gabe nicht völlig auswirken und überläßt den Kranken nicht der vollen Wirkungsdauer des Mittels, sondern untersucht den nun geänderten Krankheitszustand aufs Neue und bringt den Rest der ursprünglichen Symptome mit den neu entstandenen in Verbindung, zur Aufzeichnung eines neuen Krankheitsbildes".

§ 167 (1)

Diese Methode, die eine erneute Prüfung des gegenwärtigen Zustands des Prüfers erforderlich macht, führt zu Arzneimitteln, die in Beziehung zum neuen Mittel stehen. Allein dies ist schon eine nützliche Information. 5) Von allen bekannten Arzneimitteln arbeitet man mit dem „genius epidemicus". Dabei werden, wie in § 102 des *Organon* erläutert, alle Symptome der Prüfer „als sei es nur eine Person" miteinander kombiniert. Die sich daraus ergebende Mittelgruppe, der „genius epidemicus" wird dabei helfen, falls dies notwendig sein sollte, bei anderen Prüfern als Antidot zu wirken. Dieses Wissen erweitert unser Verständnis über das neue Mittel und seine Beziehungen.

Wurde die Prüfung einmal mit einer der vorstehenden Methoden antidotiert, sind alle danach auftretenden Symptome wertlos.

Abschluß der Prüfung

Es wird die Auffassung vertreten, eine Prüfung sei erst dann komplett, wenn an jedem Teil des Körpers Symptome aufgetreten sind. Hahnemann ist anderer Ansicht, da nicht jedes Mittel an jedem Teil des Körpers Symptome hervorruft. Eine Prüfung ist vollständig, wenn die zuletzt durchgeführte die vorherige wiederholt.

„Der Inbegriff aller Krankheits-Elemente, die eine Arznei zu erzeugen vermag, wird erst durch vielfache, an vielen dazu tauglichen, verschiedenartigen Körpern von Personen beiderlei Geschlechts angestellte Beobachtungen, der Vollständigkeit nahe gebracht. Nur erst dann kann man versichert sein, eine Arznei auf die Krankheitszustände, die sie erregen kann, das ist, auf ihre reinen Kräfte in Veränderung des Menschenbefindens ausgeprüft zu haben, wenn die folgenden Versuchspersonen wenig Neues mehr von ihr bemerken können, und fast immer dieselben, schon von andern beobachteten Symptome an sich wahrnehmen." § 135 (1)

Nach sechs Monaten und nach einem Jahr sollten die Prüfer wieder kontaktiert werden, um nachzuprüfen, ob noch irgendetwas Wesentliches geschehen ist. Bei Hydrogenium traten ganz offensichtlich jeweils einmal pro Jahr wieder Prüfungssymptome auf. Bei Germanium lag die Periodizität bei 6 Monaten. Kent spricht von jahrelang anhaltenden Prüfungssymptomen (Lac caninum). Bei

Kurzprüfungen oder Prüfungen auf Seminaren ohne Langzeit-Follow-up kann dies ein Problem darstellen, denn möglicherweise erleben die Prüfer viele Monate später Symptome, die sie selbst nicht mit der Arzneimittelprüfung in Verbindung bringen. Indem wir eine Arzneimittelprüfung durchführen, übernehmen wir Verantwortung für die Gesundheit des Prüfers, jedenfalls soweit es die Auswirkungen der Prüfung angeht.

„Die Intensität der Symptome ist nicht die ganze Zeit lang gleich. Sie ist während der ersten Tage besonders hoch, geht dann allmählich zurück, um dann wieder anzusteigen - der Endpunkt kann nicht immer genau bestimmt werden." (7)

Ein weiterer interessanter Faktor war, daß die Wirkung der Prüfung manchmal durch Willenskraft außer Kraft gesetzt werden kann, was aber keineswegs immer der Fall ist. Umgekehrt erleben manche Prüfer „flashbacks" ihrer Prüfungssymptome, wenn sie über die Prüfung sprechen oder nachdenken.

Gruppendiskussionen

Ein spannender Moment im Prüfungsprozeß ist das Treffen der Gruppe gegen Ende der Prüfung. Während dieser Zusammenkunft berichten Prüfer und Supervisoren über einige ihrer individuellen Erfahrungen, so daß Bruchstücke von Prüfungen langsam zu einem „als sei es nur eine Person" -Phänomen zusammenfließen. Solche Diskussionen fügen der Prüfungserfahrung noch eine weitere tiefe und dynamische Dimension hinzu.

Bei einer Gruppendiskussion lassen sich noch verschiedene Dinge klären und der Gruppe wird Gelegenheit gegeben, unsichere Symptome zu bestätigen oder auszuschließen. Während des schwierigen Auswertungsprozesses ist es hilfreich zu wissen, ob auch andere Prüfer ähnliche Symptome hatten. Da dieser Informationsaustausch im Widerspruch zur notwendigen Geheimhaltung während der Prüfung steht, findet das Treffen nach Abgabe der Prüfungstagebücher statt.

Diese Diskussionen können dem Gedächtnis der Prüfer nachhelfen und Symptome zum Vorschein bringen, die ihnen nicht aufgefallen sind oder bei denen sie sich nicht sicher waren. Es passiert so oft, daß Prüfer und Supervisoren wegen der unaufdringlichen Art der Prüfungen Symptome übersehen oder vernachlässigen, denn die Prüfung kann so zart wie eine sanfte Brise sein. Bei der Neonprüfung beispielsweise gab es zwei Prüfer, die die Wahnidee hatten, daß jemand an die Tür klopft. Als das Symptom erwähnt wurde, fiel einem dritten Prüfer die gleiche Erfahrung ein, nur daß er angenommen hatte, Kinder würden Schabernack treiben. Ein vierter Prüfer berichtete dann von einem Traum, in dem er und andere herumreisten und an die Tür der Leute klopften, bevor sie dann weiterfuhren. Man muß natürlich genau bei den Prüfern nachfragen, um sicher gehen zu können, daß diese Symptome nicht nur Einbildung sind. Die Mehrzahl der Homöopathen ist jedoch sehr gewissenhaft und erfindet keine Symptome. Wer immer noch Zweifel an der Glaubwürdigkeit der Berichte hat, sollte, so wie es Hahnemann tat, die Prüfer auffordern, auf die Bibel zu schwören. Für mich steht ohne jeden Zweifel fest, daß ohne diese Gruppendiskussionen zahlreiche kostbare Symptome verloren gehen würden.

Eine ebenso wichtige Facette der Gruppendiskussion ist der therapeutische Wert für die Prüfer. Häufig haben sie eigenartige und schwierige Erfahrungen durchlebt, als verborgene Bereiche ihres Unterbewußtseins ans Tageslicht kamen. Vielleicht wurde das feine Gleichgewicht ihrer Beziehungen zu Familie und Umwelt gestört. Solche unbehandelten Geschwüre können aufbrechen und verwirren und verunsichern den Prüfer. Eine tiefe Erfahrung während der Prüfung wird ihre Spuren hinterlassen, es ist ein Prozeß, der nicht umgekehrt, aber vom Organismus mit Gewinn integriert werden kann. Gruppendiskussion und Austausch über gemeinsame Erfahrungen helfen dabei, frische Wunden zu heilen.

Auswertung

Der Auswertungsprozeß

Ziel dieser Stufe ist es, die schriftlichen Prüfungstagebücher in das Format der Materia Medica zu bringen. Die Symptome werden genau geprüft, für gültig erklärt oder zurückgewiesen und dann in einem kohärenten, logischen und wiederholungsfreien Prüfungsformat ausgedrückt.

Die Auswertung sollte in Gruppen von drei Personen stattfinden: Prüfer, Supervisor und ein dritter Homöopath. Die Prüfungstagebücher des Supervisors und des Prüfers werden vorgelesen, so daß das Team einen Gesamteindruck von der Prüfung bekommt. Ungereimtheiten werden aufgedeckt und nachgeprüft. Jedes Symptom wird einzeln besprochen und nach seiner Annahme separat aufgeführt.

Während des Auswertungsprozesses kann der Koordinator von Gruppe zu Gruppe gehen, in Notfällen helfen und zu der Phase überleiten, in der das Gefühl „als sei es nur eine Person" erlebt wird.

Textformat

Für jeden Teil des Körpers wird eine neue Seite begonnen. Oben auf jeder Seite werden deutlich folgende Angaben gemacht: Körperteil, Code des Prüfers, Code des Mittels und Seitenzahl, z.B. Gemüt Seite 2, Prüfer 105, Mittel YZ. Diese Seiten können später erfaßt werden, indem man alle ähnlichen Gruppen des Schemas von verschiedenen Prüfern zusammenstellt, z.B. werden alle „Schwindel"-Symptome zusammengelegt.

Die Seite wird eingeteilt in eine schmale Spalte am linken Rand und einen breiteren Abschnitt für den Text. Dieser linke Rand ist dazu da, die Zeit, die seit Beginn der Prüfung bis zu dem Zeitpunkt, zu dem das Symptom jeweils zum ersten Mal aufgetreten und vergangen ist, anzugeben.

Wichtig ist, daß die Personen, die die Auswertung vornehmen, einige der Original-Materia Medica lesen wie z.B. Allens *Encyclopaedia* oder die *Chronischen Krankheiten* von Hahnemann, so daß sie mit Sprachstil und Textanordnung von Prüfungen vertraut sind.

Die Berichte sollten in der ersten Person abgefaßt werden. Die Symptome werden nicht in Repertoriumssprache ausgedrückt, sondern sollten in einfachem, klarem und grammatikalisch einwandfreiem Deutsch geschrieben sein. Manche Prüfer schreiben gern „Kopfschmerz, Kälte durch, nachts, Erwachen beim". Dieser Sprachgebrauch gilt für Repertorien, aber nicht für die Arzneimittellehre. Ebensowenig kann man den Begriff „Wahnidee" vor jede Empfindung setzen. Eine Wahnidee ist eine verzerrte Wahrnehmung vor dem geistigen Auge und hat nichts mit anderen Empfindungen zu tun. Somit ist „Wahnidee, er habe einen Schmerz im Schienbein", nicht korrekt.

Die normale Ausdrucksweise und die wichtigsten Ausdrücke des Prüfers müssen in seinen eigenen Worten erhalten bleiben. Zeitgemäße Umgangssprache, die möglicherweise später nicht verstanden wird, sollte vermieden oder erklärt werden.

„Wenn die 'Tage-Bücher' oder Niederschriften einer guten Prüfung untersucht werden, wird man feststellen ... daß die Symptome meistens in der Alltagssprache geäußert wurden, in der einfachen Sprache eines Laien, der die Dinge so beschreibt, wie sie ihm erscheinen, direkt, mit Bildern oder über Analogien oder vertraute Vergleiche." (24)

Der Text sollte ein Format haben, das gut lesbar, verständlich und flüssig geschrieben ist. Er sollte keine Wiederholungen enthalten, ohne jedoch irgendein wesentliches Merkmal der Prüfung auszulassen. Für künftige Homöopathen, deren Aufgabe die Heilung der Kranken ist, muß das Prüfungsformat vor allen Dingen benutzbar und sinnvoll sein. Angaben wie „mein Schnupfen ist jetzt besser", „diese Prüfung ist wunderbar" und „ich ging in den Supermarkt" bringen nichts.

Die Auswahl der Symptome

Das Herausziehen von aussagekräftigen Symptomen ist der schwierigste Schritt bei der Arzneimittelprüfung und verlangt eine gesunde Mischung von Wissenschaft und Kunst. Während dieser Phase ist es unerläßlich, präzise, streng, nicht nachtragend und empfindsam zugleich zu sein. Das Hauptproblem liegt darin zu entscheiden, welche Symptome als Prüfungssymptome von Wert sind und welche nicht. Wenn wir zu leichtgläubig sind, nehmen wir eventuell Symptome mit auf, die eigentlich nicht zur Prüfung gehören und lassen dadurch Fehler entstehen. Wenn wir aber zu streng sind, laufen wir Gefahr, gute Symptome zu verlieren. Wir brauchen ein ständiges Miteinander von Vertrauen und Vorsicht. Seit überhaupt Arzneimittelprüfungen durchgeführt werden, haben Homöopathen miteinander über das Thema des übertrieben vorsichtigen oder übertrieben großzügigen Umgangs mit unsicheren Symptomen debattiert. Ich habe beide Extreme während meiner Prüfungstätigkeit beobachtet und wie immer bei Extremen geht etwas dabei verloren.

Vielleicht lohnt es sich, uns daran zu erinnern, daß viele der Symptome, die damals in Hahnemanns Prüfungen fragwürdig zu sein schienen, später klinisch bestätigt wurden. Außerdem ist es interessant festzustellen, daß zahlreiche der berühmten Schlüsselsymptome, die heute als Leitsymptome gelten, ursprünglich einem einmaligen Auftreten bei nur einem Prüfer entstammen - beispielsweise das Isolationsgefühl von Camphora und bei Sulfur das „unwiderstehliche Verlangen nach Zucker". (25)

In Hahnemanns Materia Medica stehen nicht weniger als 11447 Symptome von einem Prüfer namens Cajetan Nenning. Er nahm die Symptome mit auf, obwohl er ernsthafte Zweifel an ihrer Gültigkeit hegte, einmal nannte er Nenning sogar eine „Symptomfabrik". David Roth, Zeitgenosse von Hughes forderte, man solle alle Symptome von Nenning aus der Materia Medica streichen. Und dennoch sind diese Symptome viele Male im Laufe der Jahre klinisch bestätigt worden und haben zu aufsehenerregenden Heilerfolgen geführt. (11)

Lippe dazu:
„Wir wissen .... daß der für Sulfur charakteristische Durchfall den Patienten aus dem Bett treibt; der Drang ist unwiderstehlich; und lassen Sie mich an dieser Stelle bemerken, daß wir dieses Wissen, das in zahlreichen Heilerfolgen bestätigt wurde, dem einmaligen Symptom eines Prüfers zu verdanken haben. So weit zum Thema alleiniges, akkurat beobachtetes und dokumentiertes Symptom." (14)

P.P.Wells:
„Bei der Überprüfung der Prüfungsaufzeichnung sollte es Gesetz sein, daß keine **Tatsache** unbedeutend ist, denn ... sie ist vielleicht für die Diagnose von geringer Bedeutung, für die Therapie jedoch von allerhöchstem Wert. Was könnte scheinbar belangloser sein als die Empfindung „Kitzeln auf dem Gesicht **wie von einem Haar**"? Trotzdem ist es niedergeschrieben worden und wurde später für einen unserer großen Meister bei einem seiner größten Heilerfolge zum entscheidenden Faktor für die Wahl dieses Mittels." (12)

In dieser Phase fällt den Teilnehmern häufig auf, daß gute Supervision, so wie bei einer guten Fallaufnahme, 80% der ganzen Arbeit ausmacht. Daher werden Homöopathen, die an diesem Auswertungsprozeß mitmachen, bei darauffolgenden Prüfungen zu besseren Prüfern und Supervisoren.

Kriterien für die Aufnahme von Symptomen

Die folgenden Richtlinien sollen bei der Auswahl zuverlässiger Symptome behilflich sein. Sie sind eher gemeinsam als einzeln zu benutzen:

1) Falls ernsthafte Zweifel bestehen, nicht mit aufnehmen.

2) Wenn der Prüfer unter dem Einfluß des Mittels steht (wie am Auftreten der Symptome erkennbar), dann gehören **alle** anderen neuen Symptome zur Prüfung.

„Alle Beschwerden, Zufälle und Veränderungen des Befindens der Versuchsperson während der Wirkungsdauer einer Arznei (im Fall obige Bedingungen [§ 124 - 127.] eines guten, reinen Versuchs beobachtet wurden) rühren bloß von dieser her und müssen, als deren eigentümlich zugehörig, als ihre Symptome angesehen und aufgezeichnet werden;"
§ 138 (1)

3) Jedes Symptom, das für den Prüfer üblich oder gängig ist, wird ausgeschlossen, es sei denn, es hat deutlich an Intensität zugenommen. In diesem Fall wird es als Symptom mit aufgeschrieben.

4) Symptome, die in jüngster Vergangenheit aufgetreten sind (RS), z.B. vor einem Jahr oder weniger, werden nicht genannt. Bis wie lange vorher hängt jeweils von den Gesamtumständen des Falles ab. Wir würden Symptome auslassen, die möglicherweise während der Prüfung ganz natürlich oder spontan aufgetreten sind.

5) Ein vertrautes Symptom, das modifiziert oder verändert (AS) auftritt, sollte aufgenommen werden, wobei die gewöhnlichen und die modifizierten Elemente genau beschrieben werden.

6) Jedes Symptom, das vor langer Zeit aufgetreten ist, insbesondere wenn es länger als 5 Jahre her ist und für dessen erneutes natürliches Auftreten bei der Prüfung es keinen erkennbaren Grund gibt, wird ebenfalls aufgenommen.

Auch hier ist § 138 der wichtigste Paragraph:

„ ... Alle Beschwerden, Zufälle und Veränderungen des Befindens der Versuchsperson während der Wirkungsdauer einer Arznei ... müssen, als deren eigentümlich zugehörig, als ihre Symptome angesehen und aufgezeichnet werden; gesetzt auch die Person hätte ähnlich Zufälle *vor längerer Zeit* bei sich von selbst wahrgenommen. Die Wiedererscheinung derselben beim Arznei-Versuche zeigt dann bloß an, daß dieser Mensch, vermöge seiner besonderen Körperbeschaffenheit, vorzüglich aufgelegt ist, zu dergleichen erregt zu werden. In unserm Falle ist es von der Arznei geschehen; die Symptome kommen jetzt, während die eingenommene, kräftige Arznei sein ganzes Befinden beherrscht, nicht von selbst, sondern rühren von dieser her."
(1) (Vergleiche mit § 181)

Aus diesem Grund sollten alte Symptome mit OS (old symptom) gekennzeichnet werden und der Zeitpunkt ihres Erscheinens genannt werden.

In diesem wie auch in § 139 ist es wichtig, festzustellen, daß Hahnemann Zufälle als gültige Prüfungssymptome nennt. Deshalb habe ich häufig „Unfall"-Symptome wie z.B. „schnitt sich mit einem Messer in den Mittelfinger" miterfaßt. Der verwendete Ausdruck ist „**Zufall**", was wörtlich heißt „auf einen fallen" - z.B. ein Unfall oder ein zufälliges Zusammentreffen von Ereignissen. Diese Symptome können sich als signifikant herausstellen, falls auch andere Prüfer ähnliche Erlebnisse haben.

7) Falls ein vorhandenes Symptom während der Prüfung verschwindet, sollte es deutlich als geheiltes Symptom (CS - cured symptom) gekennzeichnet werden. Die genaue Beschreibung des Symptoms vor der Prüfung ist notwendig. Empfindung und Funktion sollten möglichst dabei sein. So reicht es beispielsweise nicht aus, zu sagen „meine Schlaflosigkeit war während der Prüfung viel besser", sondern „meine Schlaflosigkeit, die durch die ständige Wiederholung eines einzigen Gedankens kam, hat sich gebessert."

8) Ein wichtiger Faktor für die Sicherung eines Symptoms ist die Bestätigung durch andere Prüfer. Wenn ein deutliches oder signifikantes Symptom bei einem oder mehreren Prüfern auftritt, dient es als Bestätigung für andere mit dem gleichen Symptom.

Bestehen Zweifel an einem Symptom, kann man es in Klammern setzen. Während der Zusammenstellung der Symptome stellt man vielleicht fest, daß ein anderer Prüfer genau das gleiche Symptom gehabt hat, dadurch gewinnt es an Gültigkeit. Das Symptom wird ausgeschlossen, wenn es nicht noch bei einem weiteren Prüfer aufgetreten ist.

Bei der Neonprüfung trat das Symptom auf „durchsichtiger Katarrh, der im Dunkeln leuchtet". Das klang derartig unwahrscheinlich, daß der Supervisor nicht daran glaubte, es aber in Klammern hinzufügte. Da dieses Symptom später durch einen anderen Prüfer bestätigt wurde, wurde es beibehalten.

9) Entscheidend sind auch Intensität und Häufigkeit der Symptome. Ein täglich auftretender besonders starker Kopfschmerz zum Beispiel ist wahrscheinlich ein Prüfungssymptom, es sei denn, es gab ihn schon vor der Prüfung.

10) Die Bedeutung der Totalität wahrzunehmen, ist ein zusätzlicher Faktor. Wenn sich ein gewisses Verständnis für das Wesen des Mittels einstellt, kann es dazu dienen, unsichere Symptome zu bestätigen oder auszuschließen. Bei der Prüfung von Hydrogenium beispielsweise zeigte sich, daß das Mittel bei mehreren Prüfern die Wahrnehmung von Raum und Zeit erweiterte. Das half dabei, andere Prüfer zu bestätigen, die Symptome hatten wie „Gefühl, eine Million Meilen weit weg zu sein"

oder „Ich hatte das Gefühl, daß eine Ewigkeit vergangen war". Mit diesem Faktor als endgültiger Bestätigung muß man sehr vorsichtig sein, um jede Spekulation zu vermeiden.

11) Die innere Gewißheit und die Überzeugung eines Prüfers, daß diese Symptome nicht zu ihm gehören, sind eine eindeutige und verläßliche Aussage.

Die vorstehend genannten Faktoren geben uns vielleicht immer noch keine hundertprozentige Sicherheit, bis nicht der letzte Nachweis erbracht ist - die Beobachtung und Nachprüfung am Krankenbett.
Einige der Prüfungsorganisatoren fordern unnötig strenge Kriterien für die Aufnahme von Symptomen, z.B. soll der Prüfer die Symptome wiederholt erfahren haben, die gleichen Symptome müssen bei mehreren Prüfern aufgetreten sein oder vor Veröffentlichung der Prüfung soll die klinische Bestätigung erfolgt sein. Es handelt sich zwar dabei um nützliche und wertvolle Kriterien, die man aber nicht überstrapazieren sollte, da sonst feinere, individuelle Erfahrungen verloren gehen. (s. „Auswahl der Symptome" vor 3 Seiten) Eine derartig übertriebene Zensur führt zu nüchternen und nichtssagenden Prüfungen, deren Ergebnisse sich in der Praxis nur schwer anwenden lassen. Zahlreiche Homöopathen haben individuelle einzelne Symptome, die in meinen Prüfungen aufgetaucht sind, klinisch bestätigt.

Die chronologische Reihenfolge

„...so muß diese ihre gehabten Empfindungen, Beschwerden, Zufälle und Befindensänderungen deutlich aufschreiben in dem Zeitpunkte, wo sie sich ereignen, mit Angabe der, nach der Einnahme verflossenen Zeit der Entstehung jedes Symptoms, und wenn es lange anhielt, der Zeit der Dauer." § 139 (1)

Es ist wichtig, die seit Mitteleinnahme vergangene Zeit festzuhalten, da es am Ende der Prüfung interessant ist, den gesamten zeitlichen Verlauf der Prüfung zu betrachten. Bei Allen sieht man, daß hinter jedem Symptom eine Zeitangabe steht, die anzeigt, wie lange nach Beginn der Prüfung das Symptom aufgetaucht ist. Anhand dieser Angaben können wir die Abfolge von primärer und sekundärer Wirkung nachvollziehen. Diese Information kann unser Verständnis vom Wesen des Mittels, von seinen widerstreitenden Kräften und seiner Geschwindigkeit erweitern.

Ich habe mich für folgendes Format entschieden DD: HH: MM für Tage, Stunden und Minuten (days, hours, minutes). Beispiel: 02:04:30 heißt, es sind 2 Tage, 4 Stunden und 30 Minuten seit Beginn der Prüfung vergangen. Das ist moderner als bei den alten Prüfungen („Dreieinhalb Tage") und erleichtert die chronologische Einteilung per Computer. Die Zeitangabe sollte in den linken Rand des

Auswertungsblattes eingetragen werden. Diese chronologischen Angaben sollten nicht mit der Tageszeit, zu der das Symptom aufgetreten ist, verwechselt oder verglichen werden, denn dieser Zeitpunkt wird im Text selbst erwähnt. Die Tageszeit wird wie auch sonst üblich angegeben. Beispiel: 07:11:XX bedeutet, daß das Symptom am 8. Tag (der erste Prüfungstag wird mit 00 gekennzeichnet) nach 11 Stunden aufgetreten ist. Hätte die Prüfung um 7 Uhr früh begonnen, hätte sich das Symptom um 18 Uhr gezeigt.

Um die Angabe des chronologischen Ablaufs zu erleichtern, ist es von Nutzen, jeden einzelnen Tag im Prüfungstagebuch mit einer Tagesnummer zu versehen, angefangen mit 00 für den ersten Tag. Nützlich ist auch eine 24 Stunden Einteilung, die die Tageszeit im Verhältnis zur Prüfungszeit zeigt.

Nach 24 Stunden werden die Minutenangaben unerheblich und können mit XX angegeben werden. Es gibt Gelegenheiten, wo die Zeitangabe unwichtig oder unsicher ist, dann kann die Zeit mit XX:XX:XX markiert werden. Wenn ein Symptom jedoch scheinbar kurze Zeit nach jeder Dosis zu einem bestimmten Zeitpunkt auftritt, sollte der Zeitraum nach der Gabe erfaßt werden, z.B. gefühllose Lippen fünf Minuten nach der zweiten und dritten Dosis wird als 00:00:05 notiert.

Diese Zeitangabe für ein Symptom wird vom Zeitpunkt des ersten Auftretens an berechnet. Jede identische Wiederholung gehört zum gleichen Abschnitt und erhält eine eigene Zeitangabe.

Tageszeit

Die Tageszeit, zu der ein Symptom erscheint, sollte nur dann in die Prüfungsangaben aufgenommen werden, wenn sie sicher und relevant ist und in ursächlichem Zusammenhang zum Symptom steht. Dies kann man mit Hilfe folgender Faktoren feststellen:

1) Die Zeitangabe ist verwertbar, wenn der Zeitpunkt wiederholt bei einem oder mehreren Prüfern in Erscheinung tritt.

2) Der Zeitpunkt ist irrelevant, wenn es einen direkten Bezug zwischen Symptom und anderen äußeren Umständen gibt, z.B. „nach dem Frühstück" oder „wenn der Ehemann nach Hause kommt". Das Symptom, das 5 Minuten nach Einnahme der Dosis von 6 Uhr erscheint, darf nicht mit 6.05 Uhr eingetragen werden. Ein durch kalten Wind entstandener Kopfschmerz um 15.00 Uhr steht wahrscheinlich in Bezug zum kalten Wind und nicht zur Uhrzeit.

3) Ein Symptom, das zu verschiedenen Tageszeiten auftritt, sollte nicht mit dem

Zeitpunkt des Auftretens eingetragen werden. Eine solche Praxis hat in Arzneimittellehren und Repertorien zu zahlreichen Fehlern geführt. Ein Kopfschmerz, der um 10.00, um 18.00 und um 20.00 Uhr auftritt sollte nicht mit der Zeitangabe aufgezeichnet oder ins Repertorium aufgenommen werden. Hierbei führt Übergenauigkeit am Ende zu Fehlern, die man nicht korrigieren kann.

Damit solche Fehler vermieden werden, müssen alle nebensächlichen Zeitangaben bei der allerersten Sichtung der Symptome gestrichen werden. Jede unsichere Zeitangabe bleibt in Klammern stehen, bis der Prüfungsleiter bei der redaktionellen Bearbeitung darüber entscheidet.

Zusammenstellung und Bearbeitung

Zusammenstellen

Per Computer

Für die Zusammenstellung der Symptome kann man einen Computer verwenden. Hierfür gibt es zwei Methoden - Datenbank oder Gliederungsfunktion. Eine Datenbank ist zwar sehr viel komplizierter, hat aber gewisse Vorteile.

Per Gliederung

Diese Methode wird mit Hilfe eines Textverarbeitungssystems im Gliederungs-Format verwendet, wobei das Sortieren der Symptomreihenfolge manuell erfolgt. Eine Gliederungs-Möglichkeit ist sehr praktisch, denn dadurch wird das Einteilen in Kategorien erleichtert. Man kann beispielsweise Kategorien im GEMÜT einrichten wie z.B. Emotionen, Intellekt, Empfindungen, und dann Unterkategorien wie Ärger, Angst, Furcht, usw. Dann ist es einfach, jedes Symptom in den entsprechenden Abschnitt zu ziehen.

Per Datenbank

Seit der ersten Auflage dieses Buches sind mehrere kommerzielle Datenbanken geschaffen worden, die nützlich und für diesen Verwendungszweck gut geschrieben zu sein scheinen. Für diejenigen, die sich eine eigene Datenbank einrichten wollen, habe ich die folgenden Informationen im Text belassen. Falls Sie ein schwieriges Verhältnis zu Computern haben, überspringen Sie diesen Abschnitt!

Ich habe meine Prüfungen in einer elektronischen Datenbank so angeordnet, daß ich die Prüfung von allen möglichen Seiten her untersuchen kann. Ich kann die Symptome nach chronologischer Reihenfolge, Potenz, Geschlecht, Alphabet oder in bezug auf den Prüfer betrachten. Eine bewegliche Materia Medica mit diesem Format kann für Forschungszwecke ein nützliches Instrument sein, besonders beim Thema Potenz und Reihenfolge. Haben beispielsweise verschiedene Potenzen unterschiedliche Wirkungsfelder? Haben Veränderungen in der Potenzierung Auswirkungen auf Reihenfolge und Entstehungszeit, Stärke oder Häufigkeit der Symptome? Fragen dieser Art können mit Informationen in diesem Format beantwortet werden.

Für die Verwendung dieser Methode kann die Prüfung direkt in die Datenbank eingegeben oder über die Textverarbeitung importiert werden. Man sollte folgende Felder einrichten: Code des Prüfers, Code des Mittels, Name des Mittels, Potenz,

Geschlecht, Alter, Schema, Schlüsselwort, Zeitpunkt des Auftretens des Symptoms, Symptom und Bemerkungen. Das Feld Schlüsselwort wird für die konsequente Einordnung der Symptome nach alphabetischer oder logischer Reihenfolge verwendet. Im Normalfall kann sich die Bezeichnung eines Schlüsselwortes auf die Hauptrubriken des Repertoriums beziehen, in dem das Symptom erscheinen soll, z.B. SCHMERZ oder ABSZESS. Damit kann man die Symptome ähnlich wie im Repertorium anordnen, indem man sie nach ihrem logischen Zusammenhang aufführt. Manchmal jedoch wird es besonders bei langen Abschnitten wie „Schmerz" schwierig, und man muß Änderungen vornehmen. Für ein korrektes Einordnen muß „morning" (morgens) zu Beginn des Abschnitts stehen und nicht alphabetisch direkt vor „moving", so daß man es mit AAA bezeichnen sollte. „vormittags" ist ABA, „mittags" ACA usw. Schlüsselwörtern können unter Verwendung dieser Codes mit Zusätzen versehen werden. Dies sind Beispiele für die Codes, die ich zum Einordnen verwendet habe. Sie können von einem Abschnitt zum anderen variieren.

A -Tageszeit
AAA - morgens
ABA - vormittags
ACA - mittags
ADA - nachmittags
AEA - abends
AEB - abends im Bett
AAW - morgens beim Erwachen
B - Ort
PAINBI- Schmerz in der Leiste (pain inguinal)
C - Empfindung
PAINCB - Schmerz brennend (burning)

Somit wäre Schmerz morgens PAINAAA, Schmerz morgens beim Erwachen PAINAAW, Schmerz bei Bewegung (moving) PAINAM, Schmerz Hinterkopf (occiput) PAINBO, Schmerz Scheitel (vertex) wäre dann PAINBV, Schmerz Scheitel am Morgen wäre PAINBVAAA.

Man kann leicht erkennen, wie kompliziert diese Methode wird. Die speziell hierfür konzipierten Programme müßten diese Probleme eigentlich lösen können.

Redaktionelle Bearbeitung und Sortieren

In dieser Phase wird die Prüfung für ein endgültiges Format redaktionell bearbeitet. Das Endergebnis muß logisch aufgebaut, leicht verständlich und grammatikalisch einwandfrei sein.

Um sicherzustellen, daß die Prüfung auch ihre Richtigkeit hat, müssen die Originalformulierungen der Prüfer erhalten bleiben. Umständliche Sätze und unnötige Details sollten der Klarheit halber bearbeitet werden. Versuchen Sie während der redaktionellen Bearbeitung immer, sich einen Homöopathen vorzustellen, der in 100 Jahren die Prüfung liest. Überlegen Sie sich, was wohl für sie oder ihn sinnvoll und nützlich für die Heilung Kranker und was irreführend oder unklar sein wird. Eine Prüfung ist ein Bericht zur Pathologie und kein Märchen. Identische oder ähnliche Symptome verschiedener Prüfer werden getrennt voneinander und nacheinander aufgeführt. Jedes Symptom sollte so gut wie möglich auf das nächste abgestimmt sein. Sie sollten so angeordnet werden, daß der sinngemäße rote Faden in seinem Verlauf durch den Genius des Mittels gut zu erkennen ist. Es gibt nicht nur einen einzigen richtigen Weg für die Reihenfolge der Symptome; und am Ende hängt alles vom Mittelverständnis des Abschlußredakteurs ab. In besonderer Weise gilt dies für Gemütssymptome und Träume, bei denen man durch eine lineare Struktur einige von den Verbindungsmöglichkeiten verliert.

Innerhalb eines jeden Kapitels habe ich meine Prüfungen wenn möglich genauso wie im Repertorium angeordnet.

Zum Beispiel:
-Rücken kalt
-Rücken heiß
-Rückenschmerzen morgens
-Rückenschmerzen Schlaf während
-Rückenschmerzen Brustkorb
-Rückenschmerzen lumbal
-Rückenschmerzen brennend
-Rückenschmerzen schießend nachts
-Rückenschmerzend stechend im Brustkorb
-Rücken Spannung

Ähnliche Symptome von verschiedenen Prüfern sollten zusammengelegt werden, um den logischen, aufeinanderfolgenden und chronologischen Verlauf des sich entfaltenden Symptoms sichtbar zu machen. Symptome sollten an Hand folgender Kriterien nach ihrer Bedeutung einsortiert werden:

1) Art oder Bedeutung eines Symptoms
2) Einzelner Prüfer
3) Reihenfolge beim Entstehen des Symptoms
4) Chronologischer Ablauf

Die Bedeutung eines Symptoms ist daher der entscheidende Faktor, so daß Symptome der verschiedenen Prüfer mit einer ähnlichen Bedeutung zusammen aufgeführt werden sollten. Innerhalb einer solchen Gruppe sollten die Symptome des jeweiligen Prüfers dabei, entsprechend ihrer chronologischen und nachvollziehbaren Entwicklung, möglichst zusammenstehen

Beispiel:
Pr 1 Kopfschmerz
Pr 1 Kopfschmerz Hinterkopf
Pr 2 Kopfschmerz Hinterkopf
Pr 3 Kopfschmerz Hinterkopf
Pr 1 Kopfschmerz Hinterkopf brennend
Pr 3 Kopfschmerz Hinterkopf brennend nachts

Manchmal ist es jedoch wichtiger, eine zusammenhängende Symptomengruppe eines einzelnen Prüfers zu erhalten als nach Inhalt vorzugehen.

Das Einordnen der Gemütssymptome läßt Raum für Interpretationen, denn diese Symptome sind nicht so eindeutig wie körperliche und allgemeine Symptome. Die Prüfungsleiter können ihr Verständnis des Mittelbildes dadurch zum Ausdruck bringen, daß sie die Symptome in eine Ordnung bringen, die ihrer Gesamtheit ein sinnvolles Muster verleiht. Verwandte Symptome können zusammen aufgeführt werden, wie „hatte das Gefühl zu fliegen", „träumte sie sei ein Vogel", „Verlangen, in die Luft zu springen" usw. Wiederholte Symptome eines einzelnen Prüfers können zu einem Eintrag verarbeitet werden. Es ist sinnlos, „Angst am Morgen" zwanzigmal aufzuschreiben. Man ändert um in „ständige Angst am Morgen". Jedes Symptom, das in einer modifizierten Form auftritt, beispielsweise mit Modalität oder Ergänzung, sollte getrennt aufgeführt werden.

Symptome, die mehrere Bereiche des Körpers erfassen, sollten als Ganzes unter der Hauptrubrik geführt werden. Die einzelnen Bestandteile werden dann in einer Nebenrubrik als Lokalsymptom, das zu diesem Körperteil gehört, unter kurzer Angabe der Begleitumstände wiederholt. „Kopfschmerz auf dem Scheitel mit Niesen, Gähnen und kalten Füßen" sollte als ganzes Symptom erscheinen bei „Kopf" und dann in den entsprechenden Abschnitten wie „Schlaf: Gähnen mit Kopfschmerz", „Nase: Niesen mit Kopfschmerz" und „Extremitäten: Kalte Füße mit Kopfschmerz".

Manchmal erlebt ein Prüfer eine derart auffallende Prüfung, daß sie ihre eigene Totalität bildet. In solch einem Fall wäre es jammerschade, die Geschichte zu zerstückeln, weil dann der Sinn verloren ginge. Ein gutes Beispiel dafür ist die qualvolle Geschichte des Prüfers Nr. 71 in der Materia Medica von Camphora in Allens *Encyclopaedia*. Der Bericht wurde vollständig erhalten. Ebenso werde ich in der Prüfung von Schokolade die Geschichten vom „Igel" im Zusammenhang belassen und sie nicht über die ganze Prüfung verstreuen.

Bei der Durchsicht der einzelnen Symptome achte man auf wiederholtes Auftreten und ihre Modalitäten. Wenn im Kopf, am Rücken und an den Füßen schießende

Schmerzen erscheinen, sollte man sie im Kapitel Allgemeines aufführen. Ebenso verfährt man mit der Körperseite oder der Tageszeit, wenn sie dreimal oder öfter während der gesamten Prüfung auftauchen. Man fügt sie dann den Allgemeinsymptomen hinzu.

Essenzen

Bei früheren Prüfungen habe ich mich davor gehütet, meine eigenen Gedanken zum „Bild" eines Mittels abzugeben. Ich vertrete die Auffassung, daß die Prüfung nur ein Dokument sein sollte, ohne Interpretation und damit auch ohne Voreingenommenheit. Es sollte jedem einzelnen Homöopathen überlassen bleiben, aus den Symptomen ein sinnvolles und kohärentes Bild entstehen zu lassen. Jeder vorzeitige Versuch, die kunstvolle Prüfungssymptomatik in einigen wenigen grundlegenden Gedanken zusammenzufassen, hat seinen Preis, denn dadurch opfert man z.B. die reine Totalität der Symptome. Für Studierende ist es natürlich sehr viel leichter, sich an ein paar Zeilen mit der „Essenz" zu hängen, und wenn die Gesamtheit der Symptome gelernt würde, könnte man das ja noch gelten lassen. Aber leider ist das normalerweise nicht der Fall, denn der Kopf greift immer nach der bequemen schnellen Lösung.

Der Prüfungsleiter hat wahrscheinlich zahlreiche verborgene Fäden, die sich durch die ganze Prüfung ziehen, entdeckt. Man kann sie auf allgemeine Weise erklären oder über sie Artikel schreiben, das erleichtert den Studierenden dann die Arbeit. Ich vertrete die Auffassung, daß eine Prüfung das Format von Hahnemanns *Materia Medica Pura* haben und nicht auf eine simple Essenz reduziert werden sollte, die allein für sich genommen der Homöopathie großen Schaden zufügen kann.

Veröffentlichung

Wenn eine gründliche Prüfung durchgeführt und abgeschlossen wird, ist es immer schade, wenn sie nicht veröffentlicht wird und somit für die klinische Verwendung durch die Homöopathen nicht zur Verfügung steht. Leider ist das viel zu häufig der Fall; manche Prüfungen erblicken niemals das Tageslicht und werden vergessen, wobei wir nur hoffen können, daß es in naher Zukunft zu einer Sammlung dieser Prüfungen kommen wird. Zeitschriften gehen leicht verloren oder werden vergessen, so daß die Veröffentlichung als Buch oder Broschüre vorzuziehen ist.

Prüfungen werden auch deshalb nicht genutzt, weil sie nicht in die Repertorien aufgenommen werden. Daher ist es von grundlegender Bedeutung, zuverlässige Prüfungen vollständig zu repertorisieren und sie in unsere Repertorien einzugliedern.

Repertorisation

Die Repertorisation einer Prüfung

Die Umwandlung von Prüfungssymptomen in die Sprache des Repertoriums ist eine mühevolle und äußerst genaue Aufgabe. Ihr Erfolg hängt von der Qualität der Information ab, die bei der Auswertung und dem Zusammentragen der Symptome erfaßt worden ist. Über das Repertorium wird die Information aus der Prüfung „lebendig" und in ein nützliches Werkzeug umgewandelt. Die für die Repertorisation zuständige Person ist dafür verantwortlich, die Prüfungsinformation wahrheitsgetreu in ein Format zu bringen, das für Homöopathen leicht verständlich und erreichbar ist.

Die Erfahrung mit Androctonus, Hydrogenium und Schokolade hat deutlich gemacht, daß für diese Aufgabe die Strategie des „als sei es nur eine Person" am besten ist. Es ist zwar nützlich und in manchen Fällen auch erforderlich, daß eine Gruppe gut ausgebildeter Homöopathen mit umfangreicher Erfahrung und Wissen über die verschiedenen Repertorien die Prüfungsinformation zu Beginn in Rubriken umsetzt, jedoch muß die Verantwortung für die Auswahl der geeignetsten Rubriken bei einer Person liegen, die den Überblick über den gesamten Prozeß hat. Dieser Überblick ist entscheidend für ein genaues Sichtbarmachen des Genius des Mittels. Beispielsweise gab es bei Hydrogenium Aspekte, die als höheres Bewußtsein bei zahlreichen Prüfern zum Ausdruck kam; Androctonus hatte Punkte zum Thema, mit der Empfindung, als ob die Welt durch ein Loch betrachtet würde, Gesichtsfeldeinengung (Tunnelvision) und scharfe, spitze Schmerzen, während es bei Schokolade eindeutig um das Versorgen und die Familie geht. Diese Muster können uns bei der Wahl der Rubriken insgesamt behilflich sein, gleichzeitig müssen wir aber bei der Interpretation der Information möglichst präzise und wahrheitsgetreu sein. Manchmal wird eine Rubrik extra geschaffen, um diese übergreifenden Muster wiederzugeben, sie stellen ein allgemeines Thema des Mittels dar. Die Rubrik „spaced-out-feeling" (high) bei Hydrogenium ist dafür ein Beispiel. Dieses Symptom war nur schwer zu repertorisieren, da es nicht genau in bereits vorhandene Rubriken wie „geistesabwesend" oder „in Gedanken versunken" paßt. In diesem Fall verwendete man die einfache Ausdrucksweise des Prüfers, und die entstandene Rubrik erhellt nun das „universelle" Wesen von Hydrogenium.

Welches Repertorium?

Wir erleben gerade eine neue Phase im Aufbau von Repertorien, die an die große Zeit der Repertoriumsentwicklung des letzten Jahrhunderts denken läßt. Uns steht eine Reihe von neuen Repertorien zur Verfügung, die unterschiedliches Ausgangsmaterial verwenden und unterschiedlich an den organisatorischen Teil herangehen. Für welches Repertorium die Prüfungsinformationen aufbereitet werden, entscheidet der für das Repertorium zuständige Koordinator.

Wir haben beschlossen, uns mit den Prüfungen der Dynamis School an Kent zu halten, da die Gültigkeit eines Großteils der Information die Probe von Zeit und Erfahrung bestanden hat. Da wo es angemessen war, haben wir Rubriken aus anderen Repertorien verwendet, normalerweise aus dem Synthetischen Repertorium oder dem Complete Repertory. Bei allen Rubriken sollten Repertorium und Seitenzahl angegeben werden.

Welche Rubriken?

Bei Ergänzungen zu bestehenden Kent-Rubriken haben wir unser Verständnis der Bedeutung jeder Rubrik im Websters Dictionary von 1849 und 1871 nachgeprüft. Die Bedeutung jeder einzelnen Rubrik wurde darüber hinaus abgeklärt durch Nachlesen der Prüfungen der Mittel, die bereits in der Rubrik vorhanden waren. Ähnlich wurde mit Nachträgen zu Rubriken verfahren, die nicht von Kent waren. Die Quelle der Rubrik wurde überprüft und die Bedeutung im entsprechenden Sprachwörterbuch verifiziert.

Die Einrichtung neuer Rubriken

Bei der Vorbereitung zu Androctonus, Hydrogenium und Schokolade verfolgten wir den Grundsatz, so wenig neue Rubriken wie möglich zu schaffen, ohne das wesentliche Thema des Mittels zu verlieren. Wir hatten den Eindruck, daß die Hinzufügung von zu vielen neuen Rubriken mit nur einem Symptom der Entwicklung des Repertoriums insgesamt nicht weiterhelfen würde. Die Entscheidung für neue Rubriken wurde erst nach gründlicher Untersuchung der Möglichkeit, das Mittel in einer vorhandenen Rubrik unterzubringen, gefällt. Nachträge wurden nur dann vorgenommen, wenn das Symptom für das Mittel besonders eigentümlich war. Wir beschlossen, so häufig wie möglich die Umgangssprache des Prüfers zu verwenden, und überprüften die Bedeutung im heutigen Oxford Dictionary. Andererseits ist die Hinzufügung von neuen Unterrubriken in einer bereits bestehenden Rubrik von grundlegender Bedeutung, denn dadurch werden die Modalitäten eines bestimmten Symptoms erweitert.

Wie stellt man es an?

Nach Eingang der ausgewerteten Informationen aus der Prüfung ist es unsere Aufgabe als Repertorisierer, sie in einzelne Symptome zu verwandeln, die möglichst genau und klar in den Rubriken stehen. Schokolade beispielsweise hat bei einem Prüfer folgendes Symptom erzeugt:

> „Ich wurde selbstsüchtig, ungeduldig und intolerant. Benahm mich eigenartig - verhärtet und streitsüchtig - schnauzte die Leute an. Konnte keine Leute ertragen, die ihre Zeit verplempern oder ineffizient waren."

Diese Information liefert uns die Rubriken „selbstsüchtig", „ungeduldig", „intolerant" und „streitsüchtig". In diesem besonderen Fall war es leicht, die eigenen Worte des Prüfers in Rubriken zu übersetzen. Der Satz „benahm mich eigenartig" bestätigt den Wert des Symptoms, da es eine für den Prüfer ungewöhnliche Reaktion ist. „konnte keine Leute ertragen, die ihre Zeit vertun oder ineffizient waren" spricht für die Wahl der Rubrik „ungeduldig" und „intolerant".

Nicht immer wird es möglich sein, jeden Teil eines Symptoms in eine Rubrik zu übersetzen. Manchmal sind Teile eines Symptoms zu vielschichtig für eine Repertorisation und werden deshalb fallengelassen oder in einer Rubrik untergebracht, die den allgemeinen Sinn der Aussage wiedergibt. Hier noch ein Beispiel aus der Prüfung von Schokolade:

„Ich war besorgt wegen der Veränderung in meinem Bewußtsein und nervös, daß es jemand bemerken könnte. Es erinnert an LSD - an die beweglichen Ränder vor dem Einsetzen der vollen Wirkung des Trips - mir war unwohl und ich spürte eine Unsicherheit darüber, wie es weitergehen würde. Wunsch, mich zu verstecken, falls alles zu Bruch geht."

Die ausgewählten Rubriken waren „Furcht, etwas wird geschehen", „Furcht, Verwirrung, daß Leute sie beobachten", und „Verstecken, Verlangen sich zu". Den Aspekt im Bericht des Prüfers, der sich auf eine vorherige Drogenerfahrung mit LSD bezog, betrachtete man als eine gewisse Färbung der Prüfung, er wurde nicht ins Repertorium aufgenommen, da es keine geeignete Rubrik gab. Hätten weitere Prüfer ähnliche Aussagen gemacht, um ihre Erfahrung zu beschreiben, wäre eine neue Rubrik geschaffen worden.

Es ist wichtig, sich daran zu erinnern, daß das Repertorium ein Stichwortverzeichnis ist und keine Materia Medica. Es soll den Homöopathen zu Möglichkeiten der Verschreibung hinführen, anschließend muß man sich immer auf das Ausgangsmaterial beziehen. Beim Anlegen einer neuen Rubrik sollten man die Vorlieben eines Homöopathen, der ein spezielles Symptom sucht, im Kopf haben. Rubriken sollen wie gut plazierte Wegweiser sein, die uns auf unserem Weg zum Simillimum führen.

Jede Rubrik sollte in der Datenbank mit Angabe des Symptoms und der Nummer des Prüfers eingegeben werden. Wenn noch andere Prüfer das gleiche Symptom produzieren, werden die Nummern von Prüfer und Symptom hinzugefügt, um einen Querverweis und eine Grundlage für die Gradzuweisung des Symptoms zu liefern. Manche Prüfer produzieren drei- oder viermal das gleiche Symptom, ihr Prüfercode wird der Rubrik jedoch nur einmal hinzugefügt, da sonst die Einstufung verzerrt wird.

Es zeigt sich deutlich, daß die Durchführung von gründlichen Hahnemann-Prüfungen und das sorgfältige Übertragen der Informationen zu einem Schatz an Nachträgen im Repertorium führt, was neue Mittel in die Klasse der Polychreste erhebt. Dabei fällt im Vergleich zu den verstreuten Nachträgen der letzten Jahre, aus kleineren

Prüfungen mit wenig klinischer Information, die dadurch entstandene Fülle an Rubriken auf. Ich kann nur hoffen, daß alle gut geführten Prüfungen, die die klassische Methode verwenden, Informationen in gleicher Quantität und Qualität hervorbringen werden.

Und schließlich hat die Erfahrung gezeigt, daß es die Pflicht des Repertorisierers ist, eine möglichst wahrheitsgetreue, einfache und elegante Übersetzung von jedem Symptom in eine präzise und verwendbare Rubrik zu schaffen.

Einstufung in Grade

Die Einstufung der Symptome gehört mit zu den schwierigsten und umstrittensten Themen bei der Übertragung der Prüfung ins Repertorium. Das liegt daran, daß es an eindeutigen und genauen Richtlinien für die Zuweisung der Wertigkeit fehlt. In der Diskussion ist immer noch die Frage, ob nach Häufigkeit oder Intensität der Symptome eingestuft werden soll.

Kent schreibt hierzu:
„Nun zu den Graden ...

Die Allgemeinsymptome des 1. Grades haben alle, oder eine Mehrzahl der Prüfer, bei sich beobachtet, z.B. das *Apis*-Symptom „Erstickungsgefühl in einem warmen Raum". Alle Prüfer von *Apis*, oder sehr viele wurden in starkem Maß in dieser Weise affiziert. Alle oder sehr viele Prüfer von *Pulsatilla* fühlten sich schlechter in einem warmen Raum. Über solche Symptome kann kein Zweifel bestehen, denn alle, oder eine Vielzahl der Prüfer, fühlten diesen Zustand so stark. *Kalium jodatum, Pulsatilla, Jodum* und *Apis* sind unter denen, die dieses Symptom im 1. Grad haben, Verschlechterung im warmen Zimmer, Erstickungsgefühl im warmen Zimmer. Wenn nun diese Symptome, die bei den Prüfern als Allgemeinsymptome gefunden wurden, in der Erfahrung der Praktiker sich bestätigen, d.h. wenn die Mittel bestätigt werden dadurch, daß sie die entsprechenden Zustände in weitem Maße, überall, auf Jahre hinaus heilen, dann verdienen diese Mittel den 1. Grad vollkommen.

Wenn nur ein einzelner Prüfer ein bestimmtes Symptom festgestellt hat, ist es zweifelhaft, ob dieses Symptom wirklich durch das Arzneimittel hervorgerufen wurde; wenn aber mehrere Prüfer dasselbe Symptome festgestellt haben, wird dieses Symptom dadurch gesichert. Wenn dieses Symptom durch das Mittel von einem Arzt geheilt wurde, kann man sagen, es ist nun auch bestätigt. So werden die Symptome als 1. festgestellt, 2. durch Nachprüfung gesichert (confirmed) und 3. am Krankenbett bestätigt (verified).

Wenn mehrere Prüfer beobachtet haben, daß *Pulsatilla* sich verschlechtert in einem warmen Zimmer, wenn das durch andre Prüfer gesichert wird, und dann durch Heilung von Kranken bestätigt wird, dann schreibt man *Pulsatilla* für dieses Allgemeinsymptom im 1. Grad.

Nehmen wir an, wir beobachten eine Blasensymptomatik. Pulsatilla hat ein Symptom „häufiges Urinieren". Das ist selbstverständlich ein Lokalsymptom, da es sich auf ein Organ, eine Region bezieht. Wenn nun alle oder sehr viele der Prüfer eine reizbare Blase gehabt hätten, wäre das eine Sicherung des Symptoms, und wenn *Pulsatilla* dieses Symptom auch auf Jahre hinaus heilt, wäre es damit bestätigt und kann als Lokalsymptom von *Pulsatilla* im 1. Grad vermerkt werden. Genauso ist es mit dem Symptom „Abwärtsdrängen im Unterleib", das auch unter *Pulsatilla* fällt, man reiht es als gewöhnliches Symptom ein, aber auch im 1. Grad.

Man nehme jetzt an, daß es andre Symptome gibt, die nur von wenigen Prüfern festgestellt wurden. Diese Symptome laufen jetzt nicht wie ein roter Faden durch die ganze Familie der Prüfer, aber sie sind durch Nachprüfung gesichert und gelegentlich auch klinisch bestätigt worden. Man sieht, daß sie nicht so viel Beachtung verdienen, sie gehören dann in den 2. Grad, weil sie nicht so stark sind wie die vom 1. Grad, welche bei jedem oder fast jedem Prüfer feststellbar waren. Sind solche Symptome aber als klinisch sehr getreue Indikationen erkannt und vielfach klinisch bestätigt worden, so sind sie auch in den 1. Grad vorgerückt. Natürlich gilt, was hier von den Allgemeinsymptomen gesagt wird, auch für die gewöhnlichen und Lokalsymptome.

Nun zum 3. Grad: Ab und zu produziert ein Prüfer ein Symptom, das nicht durch andere Prüfer gesichert wurde, aber es ist ziemlich auffallend und stark und scheint einen 3. Platz zu verdienen, oder es wurde bestätigt durch Heilung von Kranken, oder aber, es wurde als klinisches Symptom aufgenommen. Manchmal haben genaue und sorgfältige Beobachter festgestellt, daß gewisse Symptome, die nie in einer Prüfung erschienen sind, ganz allgemein einem bestimmten Heilmittel gewichen sind, und andere haben diese klinische Erfahrung bestätigt. Solche Symptome wurden in den 3. Grad aufgenommen. Viele von Boenningshausens Symptomen im 4. Grad gehören eigentlich in den 3. Grad, weil Boenninghausen sehr vorsichtig mit den Symptomen war, die niemals bestätigt wurden. Seine Mittel vom 4. Grad schließen solche ein, die er von seiner klinischen Erfahrung her gesammelt hatte und bei denen er Zweifel hatte, ob es richtig sei, sie in den 3. Grad aufzunehmen, auch solche Symptome, die bei den Prüfern erschienen, aber nicht ordentlich gesichert wurden oder nicht bestätigt wurden. Er setzte sie sozusagen einer Probezeit aus, damit sie später geprüft und angenommen oder verworfen werden könnten." (5)

Danach steht ohne jeden Zweifel fest, daß Kent die Symptome in seinem Repertorium nach Häufigkeit und nicht nach Intensität eingeordnet hat. Es gibt in dieser Hinsicht keinen wesentlichen Unterschied zwischen der Bestätigung durch zahlreiche Prüfer, der Bestätigung durch Nachprüfung oder der Verifizierung am Krankenbett.

Das Einstufen der Symptome nach ihrer Intensität ist um so fragwürdiger als die Empfindung der Intensität subjektiver Art ist. Wir als Homöopathen wissen nur zu gut, daß die Schmerzintensität entsprechend der individuellen Disposition variiert. Wenn ein Prüfer ein Symptom als stark empfindet, heißt das nicht, daß es zu einem Nachtrag im 1. Grad (fett gedruckt) wird.

Bedauerlicherweise sind unsere Repertorien durch die Verquickung beider Regeln in Unordnung gestürzt worden. In den nächsten Generationen wird es unmöglich sein, festzustellen, nach welchen Kriterien die Einstufung der Symptome erfolgt ist. Diese Verwirrung verstärkt sich noch durch den Trend, klinische Informationen aufgrund der Intensität einiger weniger Beobachtungen oder nur einer einzigen Beobachtung am Kranken, in Fettdruck anzugeben. Wie bei Kent erwähnt, hat Boenninghausen für diese Symptome den niedrigsten der vier Grade vorgesehen.

Symptome nach der Häufigkeit ihres Auftretens hinzuzufügen, ist jedoch nicht unproblematisch. Auch hierbei ist das Haupthindernis das Fehlen einer klaren Codierung. Stufen wir nach Anzahl oder einem Prozentsatz der Prüfer ein? Das wäre jedoch, abhängig von der Gesamtzahl der Prüfer, von Prüfung zu Prüfung verschieden. Bei einer Prüfung mit fünf Prüfern wäre ein Symptom, das bei drei Teilnehmern auftritt, von großer Aussagekraft, wohingegen es bei drei von fünfzig Prüfern weniger wichtig wäre. Es wird deutlich, daß die Angabe der Prüfer in Prozent der bessere Maßstab ist, was jedoch nicht absolut gelten kann, da Zahlenangaben ganz offensichtlich ein wichtiger Faktor sind. Die Anzahl sensibler Prüfer, die eventuell an einer Prüfung teilnehmen, ist eine Variable, die eine weitere Erklärung für den Mangel an Einheitlichkeit ist.

Zusätzliche Verwirrung entsteht durch die relative Seltenheit eines Symptoms. Wenn 40% der Prüfer unter Reizbarkeit leiden, ist das ein für Prüfungen keineswegs unübliches Symptom. Wenn die gleiche Anzahl von Prüfern das Gefühl erlebt, ein Adler zu sein, wäre dies sehr signifikant und würde eine höhere Einstufung verdienen. Diese vielfältigen Abstufungen von Seltenheit kann man unmöglich mengenmäßig erfassen. Hier geht es um die Kunst, die jeweilige Besonderheit eines Symptoms abzuwägen.

Ein weiterer Faktor ist die allgemeine Ausgewogenheit der Wertigkeiten im Vergleich zu anderen Mitteln im Repertorium. Diese Mittel sind von vielen anderen Homöopathen, von denen jeder einen anderen Maßstab für die Einstufung verwendete, nachgetragen worden. Selbst wenn die Einstufung, technisch betrachtet, korrekt erfolgt ist, zeigt sich eventuell im Vergleich zum Rest des Repertoriums, daß das Mittel zuviel oder zuwenig Gewicht hatte und dadurch zu einem zu häufigen oder zu seltenen Erscheinen in der abschließenden numerischen Analyse des Falles geführt hat. Das scheint bei Hydrogenium der Fall gewesen zu sein, wo es 51 fettgedruckte Nachträge gegeben hat. Ich habe daraufhin die nachfolgenden Prüfungen geändert, so daß es bei Schokolade nur ein fettgedrucktes Symptom gibt.

Eine interessante Ungereimtheit und Lücke der Häufigkeitsmethode liegt darin, daß ein fettgedrucktes Symptom nicht unbedingt mehr Bedeutung für das Wesen eines Mittels hat als ein Symptom einer niedrigeren Stufe. Man braucht schon einen besonders empfindlichen Prüfer, um die feineren inneren Empfindungen ans Tageslicht zu bringen. Hura brasiliensis hat das Symptom „Wahnidee allein in der Welt" nur einwertig, da es nur bei einem Prüfer aufgetreten war, und dennoch ist dieses Gefühl der Schlüssel zur Essenz des Mittels.

Zum Abschluß sei gesagt, daß nicht die theoretisch korrekte Methode der Symptomeinstufung wichtig ist, sondern die Übereinstimmung der angewandten Regeln überall im Repertorium. Viele in Frage kommende Codeformen sind vorgeschlagen worden, um die jeweilige Bedeutung der Mittel in einer Rubrik widerzuspiegeln. Es ist unerläßlich, daß demnächst eine Gruppe interessierter Homöopathen aus der ganzen Welt zusammentrifft, um über eine universelle Codierung zu entscheiden.

Toxikologische Berichte

Neben dem reinen Prüfungsmaterial sind bei unseren Arzneimitteln die toxikologischen Daten die ergiebigste Quelle für Symptome. Interessanterweise stammt ein Großteil der Informationen in unserer Materia Medica direkt aus Berichten über Vergiftungen. Ich finde es faszinierend, die Einführung zu den Arzneimitteln in Allens *Encyclopaedia* zu lesen und darin den Ursprung der Vergiftungen zu entdecken, die unsere Arzneimittelbilder entstehen ließen. Wir müssen uns nur Mittel wie Phosphorus, Oenanthe, Plumbum, Chininum sulphuricum, Coca, Conium, Opium, Cannabis indica und noch viele andere anschauen. Diese Informationen sind mit großem Fleiß aus medizinischen Zeitschriften, Büchern, persönlichen Aufzeichnungen und der Kräutermedizin zusammengetragen worden.

Jetzt, wo wir in der Zeit der elektronischen „Datenautobahn", der Computer und Datenbanken leben, ist eine große Menge toxikologischer Daten zugänglich geworden. Wir können diese unerschöpfliche Quelle anzapfen, um unsere Materia Medica damit zu bereichern. Besonders nützlich sind Berichte über die Organpathologie, die man den Prüfungen nicht entnehmen kann. Es ist relativ einfach, Abfragen an Computern in medizinischen Bibliotheken, Giftzentren und den Datenbanken wissenschaftlicher Journale durchzuführen. Diese Informationen können wir dann den Prüfungssymptomen hinzufügen, um ein vollständiges Bild zu erhalten. Studierende der Dynamis School haben Projekte dazu durchgeführt und Daten zu Germanium, Thallium und anderen potentiellen Arzneimitteln zusammengetragen.

Homöopathen sind auch in der Lage, Daten zu toxikologischen Arzneimittelbildern zusammenzufügen, die sich für moderne Erkrankungen in einer Welt der Umweltverschmutzung als nützlich erweisen könnten. Wir können über Pestizide, industrielle Verunreinigungen, allopathische Arzneien, Drogen und Genußmittel, radioaktive Niederschläge, giftige Arten, Nahrungsmittelallergien usw. Informationen sammeln.

Wenn diese Daten erst einmal vorliegen, lassen sie sich in das homöopathische Schema einordnen und können in die Sprache des Repertoriums übersetzt werden. Diese Symptome können in vorhandenen Repertorien nachgetragen oder als toxikologisches Repertorium herausgegeben werden.

Die toxikologische Information ist größtenteils eine Folge des großen Elends, in das sich die Menschheit selbst gestürzt hat. Drogen, Pestizide, Strahlung - alles hat zu Krankheit, Schmerz und Leid geführt. Nur wir Homöopathen verfügen über die Macht, giftiges Blei in das Gold zu verwandeln, das zur Heilung unseres Planeten notwendig ist.

Praktische Angelegenheiten

Autofahren

Der Prüfer sollte während der Prüfung beim Autofahren besonders aufpassen. Veränderte Empfindungen und Wahrnehmungen können, insbesondere bei Verwechslung zwischen rechts und links oder anderen Störungen im Bereich der sinnlichen Wahrnehmungen, zu gefährlichen Situationen führen. Falls derartige Symptome auftreten, ist bei Tätigkeiten, die ein gutes Koordinationsvermögen erfordern, erhöhte Wachsamkeit erforderlich. Falls der Prüfer irgendeinen Zweifel daran hegt, autofahren oder gefährliche Maschinen bedienen zu können, sollte er darauf verzichten.

Finanzen

Die meisten Prüfungen werden und wurden immer auf freiwilliger Basis durchgeführt. Für die Homöopathie ist das entscheidend, denn es garantiert unvoreingenommene Ergebnisse und unaufhörlichen Input. Jeder Homöopath kann von der Teilnahme an einer Prüfung profitieren. Sie ist eher ein Privileg als eine lästige Pflicht.

Dennoch verlangt die Organisation einer Arzneimittelprüfung eine Unmenge Arbeit und Zeit, oft Jahre. Homöopathen sind beschäftigte Leute, und es ist schwer für sie, Zeit zu erübrigen. Die Kosten für das Material, Telefongespräche und der Verwaltungsaufwand für eine vernünftige Prüfung sind nicht zu verachten, und die Kosten in Zeit ausgedrückt können unvorstellbar sein. Es ist nur folgerichtig, wenn Zusammenschlüsse von Prüfern und Organisationen unterstützt werden.

Das soll nicht heißen, daß wir die Prüfer und Supervisoren einzeln für ihre Dienste bezahlen sollen. Dies würde natürlich sehr kostspielig sein und Prüfungen für viele unerschwinglich machen. Bezahlung kann auch zu allen möglichen Vorurteilen und zu einer schlechteren Qualität der Prüfer führen.

Die finanzielle Unterstützung sollte am besten von unparteiischen homöopathischen Quellen kommen wie z.B. homöopathischen Apotheken oder caritativen Organisationen. Die Prüfung von Arzneimitteln liegt im Interesse der ganzen homöopathischen Gemeinschaft und sollte gefördert und unterstützt werden.

Einige Apotheken haben in letzter Zeit Prüfungen gesponsert, damit ihre patentrechtlich geschützten Arzneimittel in die amtlichen Arzneibücher eingetragen werden. Das ist vom Grundsatz her gut so, man sollte jedoch darauf achten, daß sich keine einseitige Ausrichtung in die Prüfung einschleicht, weil der Sponsor den Wunsch hat, gewisse Indikationen für sein Mittel zu bestätigen. Doppelblind-Prüfungen müßten eigentlich garantieren, daß das nicht geschieht.

Anhang A

Dieser Text aus dem Buch „Die homöopathische Arzneimittelprüfung. Dynamik und Methode" von Jeremy Sherr darf unter Angabe der Quelle vervielfältigt werden.

Anleitungen für die Prüfenden

Liebe Prüferin! Lieber Prüfer!

Vielen Dank für Ihre Teilnahme an dieser Prüfung. Ich bin sicher, daß Sie auf vielfältige Weise Nutzen von dieser Übung haben werden.

Vor der Prüfung:
Überprüfen Sie bitte als erstes, ob Sie das Prüfungstagebuch mit der richtigen Farbe haben und daß die Informationsetiketten auf dem Tagebuch die korrekte Information enthalten. Bei Problemen wenden Sie sich bitte an den Prüfungskoordinator.

Ihr Supervisor wird sich mit Ihnen vor Beginn der Prüfung in Verbindung setzen, um Ihren Fall aufzunehmen, Fragen zu beantworten und den Termin für den Beginn und einen täglichen Termin für die Kontaktaufnahme zu vereinbaren.

Beginn der Prüfung:
Schreiben Sie eine Woche vor der Einnahme des Mittels täglich Ihre Symptome in das Prüfungstagebuch. Das hilft Ihnen dabei, sich an das Beobachten und die Aufzeichnung Ihrer Symptome zu gewöhnen und Ihren gewöhnlichen Zustand wahrzunehmen.

Einnahme des Mittels:
Nehmen Sie das Mittel an dem mit Ihrem Supervisor abgesprochenen Tag ein. Notieren Sie bei jeder Dosis den Zeitpunkt. Die Zeitangabe ist ein wichtiges Element der Prüfung.

Das Mittel sollte auf nüchternen Magen und mit sauberem Mund eingenommen werden. Eine halbe Stunde vor und nach der Mitteleinnahme darf nichts gegessen oder getrunken werden. **Das Arzneimittel soll in nicht mehr als drei Gaben am Tag zwei Tage lang (höchstens sechs Globuli) eingenommen werden.**

Für den Fall, daß Sie Symptome erleben oder Ihre Umgebung Symptome bemerkt, **nehmen Sie bitte keine weitere Dosis des Mittels ein.** Unter Prüfungssymptomen verstehen wir:

1) **jedes neue Symptom**, z.B. solche, die Sie nie zuvor hatten, oder
2) **jede Veränderung oder Verstärkung bestehender Symptome** oder
3) **jede eindeutige Wiederkehr eines alten Symptom**, z.B. ein Symptom, das seit mehr als einem Jahr nicht aufgetreten ist.

Falls Sie unsicher sind, rufen Sie Ihren Supervisor an. Gehen Sie kein Risiko ein und nehmen Sie keine weitere Dosis. **Unsere Erfahrung hat immer wieder gezeigt, daß Prüfungssymptome ganz unscheinbar beginnen, häufig bevor der Prüfer überhaupt merkt, daß die Wirkung des Mittels begonnen hat.**

Lebensweise während der Prüfung:
Vermeiden Sie alle antidotierenden Faktoren wie Kaffee, Kampher und Pfefferminz. Falls Sie diese Stoffe normalerweise zu sich nehmen, unterbrechen Sie die Einnahme zwei Wochen vor der Prüfung und während der Prüfung. Schützen Sie die Globuli so, wie Sie es mit jedem anderen Mittel täten, dazu gehört auch das Fernhalten von stark duftenden Stoffen.

Eine erfolgreiche Prüfung hängt davon ab, ob Sie die Notwendigkeit nach Mäßigung in folgenden Bereichen erkennen und befolgen: Arbeit, Alkohol, Sport und Ernährung. Versuchen Sie, sich in Ihrem üblichen Rahmen zu bewegen, und behalten Sie Ihre normalen Gewohnheiten bei.

Vermeiden Sie Medikamente jeder Art, vor allen Dingen Antibiotika, Vitamin- oder, Mineralstoffergänzungsmittel, pflanzliche oder homöopathische Arzneimittel.

Im Falle eines medizinischen oder zahnärztlichen Notfalls lassen Sie sich vom gesunden Menschenverstand leiten. Kontaktieren Sie je nach Notwendigkeit Ihren Arzt, Zahnarzt oder das nächste Krankenhaus. Rufen Sie so bald wie möglich Ihren Supervisor oder Prüfungskoordinator an.

Vertraulichkeit:
Für die Qualität und Glaubwürdigkeit der Prüfung ist wichtig, daß Sie nur mit Ihrem Supervisor über Ihre Symptome sprechen. Behalten Sie Ihre Symptome für sich, und diskutieren Sie darüber nicht mit den Mitprüfern.

Wir werden Ihre Intimsphäre schützen. Nur der Supervisor und der Prüfungskoordinator kennen Ihre Identität.

Kontakt mit dem Supervisor:
Bitte rufen Sie Ihren Supervisor vor Beginn der Prüfung und danach täglich an, bis Sie, Ihr Supervisor und der Prüfungskoordinator sich einig sind, daß der enge Kontakt nicht mehr aufrechterhalten werden muß. Im weiteren Verlauf der Prüfung ist der regelmäßige Kontakt zwar weiterhin wichtig, kann dann aber auch seltener werden (zwei - oder dreimal pro Woche, danach wöchentlich).

Wenn Sie Zweifel hegen oder Fragen zur Prüfung haben, wenden Sie sich bitte an Ihren Supervisor.

Aufzeichnung der Symptome:
Wenn Sie mit der Prüfung beginnen, notieren Sie bitte sorgfältig jedes Symptom, das auftritt, gleichgültig ob es alt oder neu ist, und geben Sie die Tages- oder Nachtzeit an, zu der es erschienen ist. **Dies sollte man so wachsam und häufig wie nur möglich tun, so daß Einzelheiten noch frisch im Gedächtnis sind.** Machen Sie auch einen Vermerk, wenn nichts geschieht.

Bitte beginnen Sie zur Erleichterung des Auswertungsprozesses an jedem Tag eine neue Seite. Geben Sie auch an, welcher Tag der Prüfung es ist. Der Tag der ersten Einnahme ist Tag Null.

Um den Auswertungsprozeß, der die nächste Prüfungsstufe darstellt, zu erleichtern, schreiben Sie bitte deutlich auf jeder zweiten Zeile. Tragen Sie das Prüfungstagebuch möglichst die ganze Zeit bei sich.

Seien Sie bitte so genau wie möglich. Notieren Sie Ihre Symptome in Ihrer Alltagssprache präzise und detailliert, aber bitte fassen Sie sich kurz dabei. Informationen zu Ort, Empfindung, Modalität, Zeitpunkt und Intensität sind besonders wichtig:

Ort: Versuchen Sie bei den anatomischen Beschreibungen genau zu sein. Einfache graphische Darstellungen können weiterhelfen. Achten Sie darauf, welche Körperseite betroffen ist. Empfindung: brennend, dumpf, lanzinierend, schießend, stechend usw. Modalität: > (besser) oder < (schlechter) durch Wetter, Nahrungsmittel, Gerüche, Dunkelheit, Liegen, Stehen, Licht, Menschen, usw. Probieren Sie verschiedene Dinge aus, um festzustellen, wodurch das Symptom beeinflußt wird, und schreiben Sie die Veränderungen auf. Zeit: Notieren Sie, wann die Symptome begonnen haben und wann sie aufgehört oder sich verändert haben. Ist es normalerweise zu einer bestimmten Tageszeit > oder <, und ist das unüblich für Sie? Intensität: Beschreiben Sie kurz die Empfindung und die Wirkung, die das Symptom hat.

Gehen Sie einmal am Tag die folgende Checkliste durch, um sicherzugehen, daß sie alle Symptome bemerkt und aufgezeichnet haben:

Gemüt	Atemwege	Sexualität
Kopf	Verdauungstrakt	Temperatur
Augen	Haut	Schlaf
Ohren	Extremitäten	Träume
Nase	Harnorgane	Allgemeines
Rücken	Genitalien	

Bitte geben Sie eine vollständige Schilderung Ihrer Träume, notieren Sie vor allen Dingen das allgemeine Gefühl oder den Eindruck, den der Traum bei Ihnen hinterlassen hat.

Vielleicht möchten Sie auch die Mondphase angeben, falls Sie Symptome haben, die davon beeinflußt werden.

Geistige und emotionale Symptome sind wichtig und manchmal schwer in Worte zu fassen, bitte seien Sie dabei besonders aufmerksam. Berichte von Freunden und Verwandten können sehr aufschlußreich sein. Falls möglich, fügen Sie sie hinzu. Bitte geben Sie am Ende der Prüfung eine allgemeine Zusammenfassung.

Versuchen Sie möglichst, jedes Symptom zu klassifizieren, und markieren Sie es direkt nach jedem Eintrag in Klammern nach folgendem Schema:

(RS) Symptom aus letzter Zeit (recent symptom), z.B. ein Symptom, unter dem Sie jetzt leiden oder unter dem Sie im letzten Jahr gelitten haben.

(NS) Neues Symptom (new symptom)

(OS) Altes Symptom (old symptom). Geben Sie an, wann das Symptom vorher aufgetreten ist.

(AS) Veränderung eines gegenwärtigen oder alten Symptoms (altered symptom), z.B. vorher linke, jetzt rechte Seite.

(US) Ungewöhnliches Symptom für Sie. (unusual symptom)

Bitte verwenden Sie rote Farbe für diese Markierung und klassifizieren Sie Ihre Symptome ganz genau. Falls Sie Zweifel haben, sprechen Sie darüber mit Ihrem Supervisor.

Bitte denken Sie daran, daß genaue Beobachtung und eine knappe, verständliche Wiedergabe für die Prüfung entscheidend sind.

„Die beste Gelegenheit, um unsere Beobachtungsgabe zu üben und zu verbessern, ist, Arzneien an uns selbst zu prüfen." (Hahnemann)

„Die dazu gewählte Versuchsperson muß vor allen Dingen als glaubwürdig und gewissenhaft bekannt sein; .....um ihre Empfindungen in deutlichen Ausdrücken benennen und beschreiben zu können." *Organon* § 126

Herzlichen Dank für Ihre Teilnahme an dieser Arzneimittelprüfung. Ich bin sicher, daß Sie keinen besseren Weg finden, um die Homöopathie zu erlernen und ihr zum Fortschritt zu verhelfen.

Anleitungen für Supervisoren

Liebe Supervisorin! lieber Supervisor!
Wir danken Ihnen dafür, daß Sie an unserem Projekt, ein neues homöopathisches Arzneimittel zu prüfen, teilnehmen. Ich bin sicher, daß Sie durch diese Erfahrung zu vielen Aspekten der Homöopathie eine Menge lernen werden.

Die Hauptziele sind: 1) eine sichere Prüfung zu gewährleisten
2) genaue und nützliche Informationen zu erhalten.

Für Hahnemann, Kent und andere große Homöopathen waren Arzneimittelprüfungen unbedenklich und gut für die Gesundheit. Um das sicherzustellen, müssen folgende Regeln angewandt werden:
1) **Nach dem ersten Auftreten von Symptomen sollte der Prüfer keine weitere Gabe des Mittels mehr einnehmen.** Die Erfahrung hat gezeigt, daß Symptome häufig schnell und äußert zart beginnen. **Bei Unsicherheiten raten Sie den Prüfenden, keine weitere Dosis einzunehmen.**
2) Hat der Prüfer erst einmal mit der Einnahme aufgehört, sollte er oder sie unter keinen Umständen erneut damit beginnen.

Falls Sie in irgendeiner Weise beunruhigt sind, zögern Sie nicht, Ihren Prüfungskoordinator anzusprechen.

Vor der Prüfung: Sie haben ebenfalls die „Anweisungen für die Prüfer" bekommen. Bitte lesen Sie sie durch, bevor Sie sich mit Ihrem Prüfer treffen, um einen Termin für den Beginn festzulegen. Überprüfen Sie, ob Ihr eigenes Prüfungstagebuch und das des Prüfers die richtige Kennzeichnung tragen. Überprüfen Sie Name, Nummer des Supervisors, Nummer des Prüfers, Mittelnummer und Telefonnummern.

Treffen Sie sich mit dem Prüfer, und nehmen Sie vor Einnahme des Mittels seinen Fall auf. Es reicht aus, einen Überblick und die wichtigste Symptomatik zu erfassen, anstatt eine vollständige Erstanamnese durchzuführen. Mit dieser Information können wir zwischen dem natürlichen Zustand des Patienten und dem, was sich durch das Mittel verändert hat, unterscheiden. Wenn möglich, vereinbaren Sie, daß der Prüfer Sie täglich einmal zu einem bestimmten Zeitpunkt kontaktiert. Teilen Sie dem Prüfungskoordinator möglichst bald mit, an welchem Tag und zu welcher Zeit der Prüfer mit der Prüfung beginnt.

Die Einnahme des Mittels: Um Verwirrung zu vermeiden und ein einheitliches Ergebnis zu erzielen, nehmen die Prüfer das Mittel dreimal täglich, höchstens 6 Gaben in zwei Tagen. Die erste Dosis wird zu einem vereinbarten Termin am besten morgens eingenommen.

Falls ein Symptom auftritt, das
a) für diesen Prüfer nicht üblich ist (z.B. ein neues Symptom), oder
b) eine Veränderung oder Verstärkung eines bereits bestehenden Symptoms darstellt, oder
c) eine deutliche Rückkehr eines alten Symptoms darstellt, das mindestens ein Jahr lang nicht mehr aufgetreten ist,   dann sollte der Prüfer keine weitere Gabe einnehmen.

Während der Prüfung: Solange noch Symptome auftreten, sollten Sie den tägliche Kontakt zu Ihrem Prüfer aufrechthalten. Wenn die Symptome nachlassen, kann man die Kontakthäufigkeit reduzieren, auch wenn die Zeit ohne wesentliche Veränderungen vergeht. Gut wäre es, wenn Sie Ihren Prüfungskoordinator vom Verlauf unterrichten.
    Denken Sie daran, daß der Prüfer während der Prüfung Ihr Patient ist. Für sie oder ihn sollten wir wie für jeden unserer Patienten Fürsorge, Aufmerksamkeit und eine vertrauliche Atmosphäre bereithalten.

Die Rolle des Supervisors: Dieser Kontakt hat zwei Ziele: Einerseits bekommen die Prüfenden Unterstützung, und andererseits wird sichergestellt, daß die Informationen, die Sie zusammentragen, vollständig, detailliert und so genau wie möglich sind. Das Zusammenstellen dieser Informationen sollte mit der in Ihrer Praxis üblichen Sorgfalt geschehen.
    Während dieser Zeit besteht die Rolle des Supervisors darin, abzuklären, nachzuprüfen und zu erklären:
    Abklären: „Was meinen Sie damit?"
    Nachprüfen: „Sind Sie sicher?"
    Erklären oder erweitern: „Wie fühlte es sich an?"

Aufzeichnung der Informationen: Schreiben Sie alle Informationen ausschließlich in das dafür vorgesehene Prüfungstagebuch. Beginnen Sie für jeden Tag eine neue Seite und beschreiben Sie gut leserlich jede zweite Zeile. Versuchen Sie die Symptome in der Ausdrucksweise des Prüfers niederzuschreiben und zwar nach dem Vorbild der Materia Medica, nicht in Repertoriumssprache.

Abschluß der Prüfung: Die Prüfung ist zuende, wenn sich die Symptomatik einen Monat lang nicht verändert hat. An dieser Stelle sollten Sie dem Prüfungskoordinator mitteilen, daß Sie die Prüfung beendet haben. So bald wie möglich vereinbaren Sie ein Treffen mit dem Prüfer, um Ihre Prüfungstagebücher miteinander zu vergleichen.

Durchsicht der Informationen: Vergleichen Sie beim Treffen mit Ihrem Prüfer Ihre Aufzeichnungen. Suchen Sie nach undeutlichen, unsicheren Angaben und vagen Beschreibungen und versuchen Sie, sie zu beseitigen. Klären Sie so viel wie möglich. Ändern Sie jedoch nichts in den beiden Tagebüchern, sondern fügen Sie am Ende eine Bemerkung über aufgetretene Abweichungen hinzu. Es kann hilfreich sein, einen dritten Kollegen für diese Arbeit hinzuzuziehen.
Schicken Sie nach Abschluß dieser Überprüfung beide Prüfungstagebücher an den Prüfungskoordinator.   Herzlichen Dank für Ihre Mithilfe!

Anhang B

Beispiel einer Prüfung - Hydrogenium

Gemüt, Empfindungen
Mir dämmerte, daß es wie eine Verschiebung im Universum war.
12, C6, 07:XX:XX

Ich kann ganz ehrlich sagen, daß ich nie mehr dieselbe sein werde - so als ob man ein Kind bekommt. Unglaublich, wie sich meine ganze Wahrnehmung um ein Grad verschoben hat, dadurch wird alles anders.
08, C30, 100:XX:XX

Alles fühlt sich leichter und klarer an.
38, C200, 07:XX:XX

Ich fühle mich „geöffnet" (spacey), leicht benommen.
28, C200, 00:03:45

Ich fühle mich „ausgespaced" (spaced).
12, C6, 00:00:10

Gefühl, wie außerhalb der Realität zu sein.
24, C30, 02:XX:XX

Fühlte mich wie betäubt und high (spaced-out).
04, C12, 36:XX:XX

Ich fühlte mich leicht high, von der Wirklichkeit abgetrennt, aber sehr wach, klar und ruhig. Ich nahm bewußt die Farben des Himmels auf, das Licht, den Gesang der Vögel, Blumen - die ideale ländliche Stimmung. Gefühl von Erweiterung, cool im Kopf, luftig und leicht.
28, C200, 00:04:XX

Fing an, mich high zu fühlen - fühlte mich high, wach, in meiner Mitte und entspannt - gleichzeitig ein zittriges Gefühl im Magen.
32, C9, 01:XX:XX

Ich fühle mich ein bißchen unwirklich - wie bei Drogen - ein seltsames Highsein. Der obere Teil meines Kopfes fühlt sich sehr klar an - Sehen und Hören deutlich und weit entfernt, von der Stirnhöhle abwärts fühle ich mich benebelt und warm.
08, C30, 00:01:XX

Ich hatte das Gefühl, wahnsinnig geworden zu sein, besessen, hysterisches Lachen, Singen und ein Gefühl von Unwirklichkeit, wie im Traum, außerhalb des Körpers - als ob mein Geist durchs Fenster verschwunden wäre. Einen Moment high und im anderen Moment down.
24, C30, 00:00:45

Beim Nachhausefahren fühlte ich mich eigenartig, als sei ich kaum in meinem Körper. Es fühlt sich so an, als ob mein Körper auf Automatik geschaltet sei, ich bin aber nicht wirklich da. Beim Dahinfahren vergaß ich immer wieder, wo ich eigentlich war. Ich fühle jetzt, daß ich „abwesender" bin als normalerweise, und habe Angst davor, den Verstand zu verlieren oder einen Unfall zu haben. Ich spüre, daß meine Verbindung zur physischen Welt sehr lose ist, als wäre meine Seele vom Körper getrennt. Ich überlege mir, daß es ein bißchen wie Sterben ist - nicht unangenehm.
10, C200, 13:02:XX

Sich auf einer tiefen Ebene verlieben.
16, C30, XX:XX:XX

Ich spürte so viel Liebe und wußte nicht, wie ich sie bündeln sollte. Wie in einem anderen Bewußtseinszustand. Keiner kann einem nahekommen, und das erschreckt mich.
16, C30, 25:XX:XX

Ich fühlte mich in der Gegenwart einer völlig reinen Energie, so als ob man Gott trifft und sich dessen nicht würdig fühlt oder so als ob man einen Lover trifft und sich dessen nicht würdig fühlt - sich der Fehler des ganzen Lebens bewußt werden. Diese reine Energie war einige Zeit da und beschützte mich. Ich spüre, daß diese Vereinigung Symptome vieler Leben bereinigt hat. Die Verbindung mit dieser Energie war so, als ob sich männliche Energie mit mir sexuell vereinigen würde, allerdings ohne Verlangen, Genuß oder Schmerz dabei. Diese Verbindung mit der männlichen Energie dauerte einige Tage an - es ist ungewohnt für mich, mich als Mann zu sehen. Am Morgen nach dieser Vereinigung mit einem höheren Wesen brach ich von Gefühlen überschwemmt zusammen. Mein ganzer Kummer und Schmerz kamen raus. Ich lag zusammengekrümmt am Boden und fiel in einen kathartischen Zustand. Ich kann nicht beschreiben, wo ich hingegangen bin, denn dafür gibt es keine Begriffe. Ich floß über vor Liebe zur Menschheit und wollte alles verschenken. Meine Gedanken wandten sich dem Buddha zu. Es war so, als ob man das vollständige Bild sieht und nicht nur Bruchstücke. (Diese primären Reaktionen dauerten ungefähr 28 Tage und wechselten dann über in einen Paranoia-Zustand).
16, C30, 07:XX:XX

Ich spürte, daß ich tiefer in Menschen hineinsehen konnte - hinter die Rollen, die sie spielten.
16, C30, XX:XX:XX

Gefühl einer großen Befreiung - Katharsis - seit der Einnahme des Mittels hat sich mein gesamter Zeitbegriff verändert. Auch meine Beschäftigung mit der Homöopathie hat sich geöffnet - Grenzen sind verschwunden. Habe viele Begrenzungen rechtzeitig verloren. Seit gestern sind viele Dinge an ihren Platz gerückt. Ich fühle mich wunderbar. Jetzt fühle ich mich allerdings nicht verlangsamt. Ich habe mich nicht beeilt, ich habe die Dinge nur in meinem Tempo erledigt. Normalerweise hätte ich alle Register gezogen und wäre herumgerast. Es macht nichts, wenn ich mich verspäte.
08, C30, 06:XX:XX

Manchmal denke ich, daß von mir nicht mehr viel übrig ist - als ob ich mich vor ewigen Zeiten irgendwo stehengelassen hätte.
16, C30, XX:XX:XX

Der allgemeine Eindruck ist der, daß der Prüfer einen größeren Zusammenhang, eine größere Dimension bezogen auf Raum und Zeit betreten hat, woraufhin alle bisherigen oder engeren Zusammenhänge unbedeutend und fremd wurden. Es entstand ein Konflikt zwischen Begreifen und Verhalten.
16, C30, XX:XX:XX

Die Realität erscheint verzerrt - andere Orte scheinen unendlich viel realer als die reale Welt. Alles schien weit weg zu sein.
16, C30, 04:XX:XX

Bibliographie und Literaturhinweise

1. Hahnemann, Samuel, *Organon der Heilkunst*, 6. Auflage, Haug Verlag 1987 Heidelberg. (Rechtschreibung angeglichen)

2. Hahnemann, Samuel, *Die Chronischen Krankheiten*, Haug Verlag 1979, Heidelberg

3. Kent, J.T., *New Remedies*. Sett Dey and Co 1973, (mit 'Clinical Cases', ‚Lesser Writings' und 'Aphorisms and Precepts')

4. Lao Tse, *Tao Te King*, neue Bearbeitung von Gia-Fu Feng & Jane English, Irisiana Verlag 1980.

5. J.T. Kents Vorlesungen über Hahnemanns Organon, *Zur Theorie der Homöopathie*, übersetzt v. Jost Künzli von Fimelsberg, Verlag Grundlagen und Praxis, 3. Aufl., Leer 1985.

6. Dudgeon, R.E., *Lectures on the Theory and Practice of Homoeopathy*. B.Jain 1990

7. Nagpaul, V.M. *Provings - planning and protocol*. BHJ , Vol. 76, April 1987.

8. Hahnemann, S., *Fragmenta de viribus medicamentorum positivis sive in sano corpore humano observatis*. Leipzig 1805.

9. Keller, G.v.*'On the primary and secondary action of remedies.'* Classical Homoeopathy Quarterly , Vol 1, 1989.

10. Callinan, P.*'The Mechanism of Action of Homoeopathic Remedies - towards a definitive model'*. A submission on homoeopathic medicine to the Inquiry of the Social Development Committee of the Victorian Parliament Therapeutic Goods and Cosmetics Bill, on behalf of Martin and Pleasance Wholesale, Melbourne, Victoria.

11. Wegener, A.*'A Case of Causticum.'*Classical Homoeopathy Quarterly, Vol 3, 1991.

12. Wells, P.P.*'Errors in Drug Proving.'* Bureau of Materia Medica, Hahnemannian Association.

13. Koppers, A.*'Testing Drugs.'* BHJ, Vol 76, April 1987.

14. Hering, Lippe, *'Lectures by Hering and Lippe'*. JHP, Vol 1, No. 3, Herbst 1978.

15. Coulter, H.L., *The Controlled Clinical Trial*. Center for Empirical Medicine 1991.

16. Walach, H.'*Does a highly diluted homoeopathic drug act as a placebo in healthy volunteers*? Experimental study of Belladonna 30C in double-blind crossover design - a pilot study. Journal of Psychosomatic Research Vol 37, No.8, 1993.

17. Clover, A., Jenkins,S., Campbell, A., Jenkins, MD. *'Report on a proving of Pulsatilla 3x.'* BHJ Vol 69, Number 3, July 1980.

18. Grossinger, R., *Planet Medicine.* Shambala 1982.

19. Raeside, J.R.'*A proving of Mandragora officinarum'* ,BHJ, Vol 55, 1966.

20. St. George, D.'*Towards a research and development strategy for complementary medicine.*' The Homoeopath No 54, 1994.

21. Gibson, D.M.,*'Provings and Laboratory Tests',* BHJ, Vol 39, 1949.

22. Bradford, T.L., *Life and Letters of Hahnemann.* B.Jain 1986.
    rückübersetzt, da Original nicht auffindbar

23. Dunham, C., *The Science of Therapeutics.* B.Jain 1991.

24. Close, S., *The Genius of Homoeopathy.* B.Jain 1981.

25. Allen, T.F., *The Encyclopaedia of Pure Materia Medica.* B.Jain 1992.

Roberts, H.A., *The Principles and Art of Cure by Homoeopathy* B.Jain 1984.

Laurence, D.R., Bennett,P.N., *Clinical Pharmacology* , Churchill Livingstone 1991.

Sheldrake, R., *Das Gedächtnis der Natur,* Piper Taschenbuch, 1993.

Vithoulkas, G., *Die wissenschaftliche Homöopathie*, Ulrich Burgdorf Verlag, 1986.

Bayr, A.,*A model for homoeopathic drug tests including statistical analysis.'* BHJ, Vol 75, Number 2, April 1986.

Bodman, F.H., *Provers.*, BHJ, Vol 76, April 1987.

Castro, H.L.'*The Hahnemannian proving must be used as a basis in modern therapeutics of the traditional school'.* BHJ, Vol 4,1956.

Dbto. de Farmacologia.' *A Model for a Proving.*' Proc. 45th LMHI Congress. Barcelona 1990.

Demarque, D.' *The development of proving methods since Hahnemann.*' British Homoeopathic Journal, April 1987.

Haehl, R. *'Hitherto unpublished original provings by Hahnemann.*' The Homoeopathic World November 1923.

Kleijnen, Knipschild, ter Riet',Clinical Trials of Homoeopathy.' BMJ, Vol, 302, Feb 1991.

Lees Templeton,W.' Homoeopathic Experimentation.' BHJ, Vol 30, 1940.

Neustaedter, Tessler, `Report on a Proving Method.' J Am Inst Hom. Vol 77, 1984.

Raeside, J.R.',*A Review of Recent Provings.*' BHJ, Vol 51, 1962.

Raeside, J.R., *'Fifteen years of drug proving in London.*' BHJ, Vol 61, 1972.

Raeside, J.R., *'Proving and Poisoning.*' BHJ, Vol 57,1968.

Robinson, K., *'Hormesis - the Arndt-Schultz law rediscovered.*' Homoeopathic Links, Spring 1992.

Scofield, A.M.' *Experimental research in homoeopathy - a critical review.*', BHJ, Vol 73, nos. 3 and 4, 1984.

Smith,T.,,*A Protocol for Proving.*' BHJ, Vol 68, 1979.

Sutherland, I., *'A Report on the Controlled Trial.*'BHJ , Vol 44, 1954.

Taylor Reilly, D., *'Strategy for research in homoeopathy: Proving the proving.*' (letter), BHJ, Vol 76, April 1987.

Treuherz, F., Ullman, D., *'Clinical Trials of Homoeopathy.*' The Homoeopath, Vol 11, No.2, 1991.

Neuere Prüfungen

Diese Liste stellt die letzte Neufassung nach den uns vorliegenden Daten dar. Die Daten und Adressen wurden bis August 1998 gesammelt. Die Zusammenstellung dieser Prüfungen ist mehr oder weniger willkürlich und beruht auf den eingesandten Informationen der jeweiligen Prüfungsleitungen. Die Aufnahme in diese Liste stellt keine Qualifikation hinsichtlich Umfang und Qualität oder Methodik der Prüfungen dar.

Zur Bezeichnung der Methode der Prüfungen (Abk.: „Meth.:"): „Hahnemann" bedeutet eine Prüfung nach den Regeln Hahnemanns, bzw. den im vorliegenden Buch dargestellten; „Kontakt" bedeutet eine Prüfung, in welcher das Mittel eine oder mehrere Nächte unter das Kopfkissen gelegt wurde, wobei der Schwerpunkt der Analyse auf den Träumen liegt; „Traum" bedeutet eine Prüfung, in welcher das Mittel eingenommen und die Prüfung auch voll supervidiert wird, der Schwerpunkt der Aufmerksamkeit aber bei den Träumen liegt; „Seminar" bedeutet eine Prüfung, bei welcher einer Gruppe von SeminarteilnehmerInnen ein ihnen unbekanntes Mittel gegeben wird, wobei die Auswertung während des Seminars in der Gruppe stattfindet; „Einzel" bedeutet eine Prüfung von einer Einzelperson an sich selbst, i.a. mit Kenntnis des Mittels.

Mit der Bezeichnung „Arzneimittelprüfung" (AMP) ist im folgenden und im gesamten vorliegenden Buch immer eine AMP im Sinne der homöopathischen Tradition gemeint, die nicht mit einer klinisch-medizinischen Arzneimittelstudie zu verwechseln ist, die sich erst in den letzten Jahrzehnten als Methode herausgebildet hat, aber oft auch den in der Homöopathie tradierten Begriff der AMP für ihre Versuche verwendet. Diese Bemerkung wird hier aus rechtlichen Gründen gemacht, da im deutschsprachigen Bereich z.B. in Österreich den Homöopathen die Verwendung des Begriffs AMP untersagt worden ist, um o.g. Verwechslung mit den neueren Methoden zu vermeiden. Dort hat sich als Begriffsalternative „Arzneimittelselbsterfahrung" (AMSE) eingebürgert.

Da einige Eintragungen nur auf Hinweisen und Berichten beruhen, die nicht alle vollständig überprüft werden konnten, hat sich sicherlich mancher Fehler eingeschlichen. Wir bitten dafür um Verständnis und um Korrektur, falls nötig, oder Ergänzung.

Die Liste der homöopathischen Arzneimittelprüfungen wurde, ausgehend von der zweiten englischen Ausgabe, ergänzt und überarbeitet von Jörg Wichmann mit Unterstützung und Mitarbeit zahlreicher HomöopathInnen aus aller Welt und durch die Deutsche Homöopathie-Union, Karlsruhe, Abteilung Dokumentation & Bibliothek mit Daten aus der HomInt-Literaturdatenbank.

Wir weisen darauf hin, daß es eine Sammlung „Quellenverzeichnis der Arzneiprüfungen" von Fritz Donner gibt, die bis in die 1920er Jahre reicht (in Nachdrucken im Handel).

Bezüglich **weiterer Einzelheiten** zu diesen Prüfungen, FRAGEN SIE BITTE NICHT UNS, sondern die Prüfer und Autoren der jeweiligen Prüfungen, da Autor und Verlag dieses Buches ausschließlich über die hier aufgeführten Informationen verfügen.

Fortsetzung der Dokumentation:
Es ist unser Ziel, diese Liste weiter zu überarbeiten und diese Überarbeitungen in Kürze auch auf anderem Wege der Öffentlichkeit zugänglich zu machen. Bitte helfen Sie uns dabei, indem Sie Informationen, Korrekturen und Ergänzungen einsenden.
Ihre Informationen über diese oder weitere neuere und ältere Prüfungen können gern möglichst detailliert an den Verlag eingesandt werden. Bitte machen Sie genaue Angaben über:
Name (lat., engl., deutsch); Herkunft des Mittels; welcher Teil desselben; Prüfungsleitung mit Adresse; Jahr; Art der Prüfung; Anzahl der Prüfer; Publikation (bei Büchern ISBN); Mittel erhältlich in welcher Apotheke.

Name: **Abroma augusta**
engl.: Devil's Cotton
Leit.: J. Kishore

Name: **Abrotanum**
engl.: Southern Wood   dt.: Eberraute
Leit.: P. König, J. Kishore

Name: **Abrotanum**
engl.: Southern Wood   dt.: Eberraute
Leit.: F. Swoboda   Jahr: 1985
Publ.: DocHom 1985, 6: 225-37
u. Brit.Hom.Journ.1986, 75 (3):168-76

Name: **Acalypha indica**
engl.: Indian Nettle   dt.: Indische Nessel
Publ.: CCRH Quat.Bull., 18(1/2): 1-8, 1996

Name: **Acidum cis aconitum**
Leit.: D.Riley, G.King, W.Stock
Publ.: Biol.Medizin 27(2): 82-85, 1998

Name: **Acidum citricum**
engl.: Citric acid   dt.: Zitronensäure
Leit.: D.Riley, G.King, W.Stock
Publ.: Biol.Medizin 27(2): 82-85, 1998

Name: **Acidum fluoricum**
engl.: Hydrofluoric Acid   dt.: Flußsäure
Leit.: Kühnen   Jahr: 1986
Publ.: DocHom 1987, 8: 217-224

Name: **Acidum fumaricum**
engl.: Fumaric acid   dt.: Fumarsäure
Leit.: D. Riley

Name: **Acidum ketaglutaricum**
engl.:   dt.: Ketoglutarsäure
Leit.: D. Riley

Name: **Acidum oroticum**
engl.: Orotic acid   dt.: Orotsäure
Leit.: D. Riley
Publ.: Referenceworks

Name: **Acidum salicylicum**
engl.: Salicylic Acid   dt.: Salizylsäure
Leit.: Kühnen, Lesigang   Jahr: 1987
Publ.: DocHom 1990, 10: 255-264

Name: **Acidum thiocticum**
Leit.: D. Riley

Name: **Acipenser sturio ex ovis**
engl.: Caviar   dt.: Kaviar, Störeier
Leit.: K-J. Müller   Jahr. 1996
Publ.: Eigenverlag   Meth.: Kontakt
Orig.Mittel: Salvator Apotheke

Name: **Adamas**
engl.: Diamond   dt.: Diamant
Leit.: J. Sherr   Jahr: 1994
Meth.: Hahnemann

Publ.: Dynamis Books
ISBN 1-901147-02-9
dt.Übers.: K-J.Müller 1998
Orig.Mittel: Helios Pharmacy

Name: **Adamas**
engl.: Diamond   dt.: Diamant
Leit.: Ellen Boning

Name: **Adenosinmonohydrogenphosphate**
(AMP)   Leit.: D. Riley

Name: **Adenosintriphosphate** (ATP)
Leit.: D. Riley

Name: **Aegopodium podagraria**
engl.: Goutweed   dt.: Geißfuß
Leit.: Ache M., Mattitsch G.   Jahr: 1989
Publ.: DocHom 1992, 12: 193-251

Name: **Agamemnon graphium**
engl.: Tailed Jay   dt.: Schwalbenschwanzart
Leit.: Chetna Shukla
Publ.: Verl. K.J.Müller „7 Schmetterlinge"

Name: **Agathis australis**
engl.: Kauri   dt.: Kaurifichte
Leit.: Misha Norland und Alaster Gray
Jahr: 1994   Land: Neuseeland

Name: **Agnus castus**
engl.: Chaste Tree   dt.: Mönchspfeffer
Leit.: D. Riley

Name: **Agnus castus**
engl.: Chaste tree   dt.: Mönchspfeffer
Leit.: R.M. Theobald
Publ.: Homeopathic Heritage 1992, Nov, 17
(11),709

Name: Agrostis capillaris
see: Grass

Name: **Alchemilla vulgaris**
engl.: Lady's Mantle   dt.: Frauenmantel
Leit.: K. Dam   Publ.: Seminarunterlagen der
Dutch Foundation for Homeopathic
Education, Niederlande, 1994, 24/3:8

Name: **Alcohol spiritus vini**
engl.: Vodka   dt.: Wodka
Leit.: J. Becker

Name: **Allium cepa**
engl.: Red Onion   dt.: Zwiebel
Leit.: J. Becker

Name: **Alnus rubra**
engl.: Red Alder   dt.: Roterle
Leit.: Anne Vervarcke   Jahr: 1997
Meth.: Hahnemann
Publ.: geplant von Homeopathic Links,
Projekt „Linking Trees" Harry van der Zee
Orig.Mittel: VSM, NL

Name: **Alumina**
engl.: Oxide of aluminium   dt.: Tonerde
Leit.: J. Becker

Name: **Alumina**
engl.: Oxide of aluminium   dt.: Tonerde
Leit.: G. Viera
Publ.: Europ.Journal für Hom. 7/98

Name: **Alumina arsenicum selenium**
Leit.: International Academy of Classical
Homeopathy

Name: **Ambra grisea**
engl.: Ambergris   dt.: Pottwal - Ambergris
Leit.: J. Becker

Name: **Ambra grisea**
engl.: Ambergris   dt.: Pottwal - Ambergris
Leit.: C.Krassnig   Jahr: 1985
Publ.: DocHom 1986, 7: 249-67

Name: **Ammonium carbonicum**
engl.: Carbonate of Ammonia
dt.: Hirschhornsalz   Leit.: J. Becker

Name: **Ammonium causticum**
engl.: Ammonium hydroxide dt.:
Ammoniak
Leit.: H. Wiliams
Publ.: Journ.Americ.Inst. 1994, 87(1): 39

Name: **Anacardium**
engl.: Cashew Nut   dt.: Cashew Nuß,
Westindische Elefantenlaus
Leit.: J. Becker

Name: **Androctonos amoreuxii hebraeus**
engl.: Scorpion   dt.: Skorpion
Leit.: J. Sherr   Jahr: 1982
Meth.: Hahnemann
Publ.: Dynamis Books
ISBN 1-901147-02-9
dt.Übers.: K-J.Müller 1998
Orig.Mittel: Helios Pharmacy

Name: **Angelica archangelica**
engl.: Garden Angelica   dt.: Engelwurz
Leit.: Kairon Institute   Jahr: 1996

Name: **Angelica sinensis**
engl.: Dang-gui root
Leit.: Steve Olsen   Jahr: 1993
Publ.: „Trees and Plants", Legacy Publ.
dt.Ü.: Verlag K-J. Müller 1997
Orig.Mittel: Remedia, Glückauf, Dolisos-Ap.

Name: **Serum anguillae / Anguillae a.**
engl.: Eel Serum   dt.: Aalserum
Leit.: A. Rohrer
Publ.: DocHom 1987, 8: 199-216 u.
DocHom. 1991, 11: 231-44

Name: **Anhalonium**
engl.: Peyote Buttons   dt.: Peyotl-Kaktus
Leit.: Nancy Herrick   Jahr: 1995
Publ.: Referenceworks

Name: **Antimonium crudum**
engl.: Sulfide of Antimony
dt.: Grauspießglanz
Leit.: J. Becker

Name: **Antimonium tartaricum**
engl.: Tartar Emetic   dt.: Brechweinstein
Leit.: Studenten, Hom.College Wageningen
Prüfer: 8   Meth.: Traum   Jahr: 1993
Publ.: Scholten - Hom. and Elements,
ISBN 90-74817-05-X, Sticht.Alonissos
Orig.Mittel: Homeoden

108

Name: **Antrachinon**
Leit.: D. Riley

Name: **Apeira syringeria**
engl.: a butterfly   dt.: Fliederspanner
Leit.: K-J. Müller   Meth.: Kontaktprüfung
Publ.: Eigenverlag „7 Schmetterlinge"

Name: **Aqua fontis Hochstein**
engl.: Fountain Water from Bavarian Forest
dt.: Quellwasser aus Bayr.Wald
Leit.: H. Eberle und F. Ritzer   Jahr: 1996
Meth.: Hahnemann   Prüfer: 20
Orig.Mittel: Helios Pharm.
Publ.: Unterlagen bei Autoren

Name: **Aqua marina**
engl.: Sea Water   dt.: Meereswasser
Leit.: François Webber

Name: **Aranea diadema**
engl.: Papal Cross Spider   dt.: Kreuzspinne
Leit.: Brigitte Fuchs
Publ.: Homöopathische Einblicke

Name: **Aranearum tela**
engl.: Spiderweb   dt.: Spinnennetz
Leit.: Christopher Sowton

Name: **Arbutus menziesii**
engl.: Arbutus oder Madrona Tree
dt.: Pazifischer Erdbeerbaum
Leit.: Steve Olsen
Meth.: Hahnemann
Publ.: „Trees and Plants", Legacy Publ.
dt.Ü.: Verlag K-J. Müller 1997
Orig.Mittel: Remedia, Glückauf, Dolisos-Ap.

Name: **Argentum metallicum**
engl.: Silver   dt.: Silber
Leit.: J. Becker

Name: **Argentum nitricum**
engl.: Nitrate of Silver   dt.: Silbernitrat -
Höllenstein   Leit.: J. Becker

Name: **Argentum nitricum**
engl.: Nitrate of Silver   dt.: Silbernitrat -
Höllenstein

Leit.: K.H. Gypser (Zusammenfassung aus
Primärquellen und Kasuistiken)
Publ.: ZKH 11/12 1989

Name: **Argon**
Leit.: J. Sherr
Publ.: Dynamis Books geplant
Meth.: Hahnemann
Orig.Mittel: Helios Pharmacy

Name: **Aristolochia clematitis**
engl.: Birthwort   dt.: Gemeine Osterluzei
Leit.: J.P. Jansen und C. Hiwat
Publ.: Centrum voor Klassieke Homeopathie

Name: **Arsenicum album**
engl.: Arsenic   dt.: Arsenik
Leit.: G. Viera
Publ.: Europ.Journal für Hom. 7/98

Name: **Artemisia absinthium/=Absinthium**
engl.: Common Wormwood   dt.: Wermuth
Leit.: B. Long
Publ.: Dt. Journal f. Hom. 1992, 11(1): 69-73
u. 1992, 11(3): 234-38

Name: **Asarum europaeum**
engl.: European Snake-root   dt.: Haselwurz
Leit.: J. Becker

Name: **Asclepias syriaca (=cornuti)**
engl.: Silkweed   dt.: Syrische
Seidenpflanze
Leit.: R.Müller   Meth: doppelblind
Prüfer: 5   Publ.: AHZ
Orig.Mittel: Ap.Zum Goldenen Engel

Name: **Astacus fluviatilis**
engl.: Crawfish   dt.: Flußkrebs
Leit.: J. Becker   Land: Holland

Name: **Athene noctua**
engl.: Little Owl   dt.: Steinkauz
Leit.: G. Ruster   Meth.: Kontakt
Publ.: http://members.aol.com/provings

Name: **Aurum**
Leit.: Andreas Krüger
Publ.: Homöopathische Einblicke

Name: **Aurum sulphuratum**
engl.: Gold Trisulphide   dt.: Goldtrisulfid
Leit.: Y. Lassauw   Meth.: Traum
Publ.: Similima 1993 : 2, 28-32

Name: **Bacillinum**
engl.: Tuberculosis Nosode   dt.:
Tuberkulöse Lunge
Leit.:Elisabeth Schulz
Publ.: Homöopathische Einblicke

Name: **Bacillinum**
engl.: Tuberculosis Nosode
dt.: Bacillinum, Tuberkulöse Lunge
Leit.: R. Sankaran   Meth.: Seminar
Prüfer: 110   Jahr: 1993
Publ.: Zusammenfassung in „Substance of
Homeopathy": Homeopathic Medical Publ.

Name: **Bacterium Coli**
engl.: Coli Bacteria   dt.: Coli- Bakterien
Leit.: D. Riley

Name: **Badiaga/ Spongilla lacustris**
engl.: Freshwater Sponge dt.: Flußschwamm
Leit.: A. Rohrer   Jahr: 1985
Publ.: DocHom 1986, 7: 237-47

Name: **Bambusa arundinacea**
engl.: Bamboo   dt.: ein Bambus
Leit.: Bernd Schuster   Jahr: 1995
Meth.: Hahnemann
Publ.: Kent Gesellschaft 1996,
ISBN 3-932116-00-3

Name: **Barium oxalsuccinum**
engl.: Oxalsuccinate of Barium
dt.: Bariumoxalsuccinat
Leit.: D. Riley

Name: **Barium carbonicum**
engl.: Carbonate of Barium
dt.: Bariumkarbonat   Leit.: J. Becker

Name: **BCG**
engl.: BCG -Vacccin   dt.: BCG- Impfstoff
Leit.: O.A. Julian
Publ.: Hahnemannian Gleanings 1981,48;48
(2)

Name: **Bellis perennis (spagyrisch)**
engl.: Common Daisy   dt.: Gänseblümchen
Leit.: L. Deacon und A. Ribot-Smith
Jahr: 1996   Publ.: Helios Pharmacy

Name: **Atropa belladonna / Belladonna**
engl.: Deadly Nightshade   dt.: Tollkirsche
Leit.: R. Pirtkien
Publ.: „Eine AMP mit Belladonna",
Hippokrates Verl. 1963

Name: **Berberis aquifolium**
engl.: Oregon Grape   dt.: Mahonie
Leit.: H.Unger
Publ.: AHZ 1957, 202(9): 412-25

Name: **Berberis vulgaris**
engl.: Barberry   dt.: Berberitze
Leit.: O. Goetze   Publ.: Similia
Similibus Curentur V 1, 88

Name: **Berberis vulgaris**
engl.: Barberry   dt.: Berberitze
Leit.: J. Becker

Name: **Berberis vulgaris**
engl.: Barberry   dt.: Berberitze
Leit.u.Publ.: G.Bayr, W.Geir, A.Nitzschke,
M.Stübler - Archiv f. homöopathische AMP,
Bd.1, Haug Verlag, 1984

Name: **Berberis vulgaris**
engl.: Barberry   dt.: Berberitze
Leit.: U.Santos und P.König   Jahr: 1993
Publ.: Homoeopathic Links 2/ 1994
dt.Ü.: Burgdorf Verl., ISBN 3-922345-75-1
Meth.: Traum   Prüfer: 19

Name: **Beryllium metallicum**
Leit.: J. Scholten   Ort: England
Meth.: Meditation/ Seminar   Jahr: 1996
Publ.: geplant
Orig.Mittel: VSM Geneesmiddelen

Name: **Beryllium metallicum**
Leit.: G.Ruster   Meth.: Kontakt
Publ.: http://members.aol.com/provings

Name: **Betula alba**
engl.: Birch   dt.: Birke
Leit.: Gilde studygroup   Jahr: 1997
Meth.: Traum
Publ.: geplant von Homeopathic Links,
Projekt „Linking Trees" Harry van der Zee
Orig.Mittel: VSM, NL

Name: **Blatta orientalis**
engl.: Indian Cockroach   dt.: Kakerlake
Leit.: Muujal

Name: **Boa constrictor**
dt.: Boa   Leit.: Uta Santos-König

Name: **Bombus silvestris**
engl.: Bumble-bee   dt.: Hummel
Leit.: J. Becker

Name: **Bombyx mori**
engl.: Silk Moth
dt.: Maulbeerspinner/Seidenraupe
Leit.: K-J. Müller   Meth.: Kontakt
Publ.: Eigenverlag „7 Schmetterlinge"
Orig.Mittel: DHU

Name: **Bombyx processionea/ =Taumata
taumetopoeia**   engl.: Procession Moth
dt.: Eichen-Prozessionsspinner
Leit.: K-J. Müller   Meth.: Kontakt
Publ.: Eigenverlag „7 Schmetterlinge"
Orig.Mittel: VSM

Name: **Borago officinalis**
engl.: whole Borage plant   dt.: Borretsch
Leit.: Steve Olsen
Publ.: „Trees and Plants", Legacy Publ.
dt.Ü.: Verlag K-J. Müller 1997
Orig.Mittel: Remedia, Glückauf, Dolisos-Ap.

Name: **Boricum metallicum**
engl.: Boron   dt.: Bor
Leit.: G.Ruster   Meth.: Kontakt
Publ.: http://members.aol.com/provings

Name: **Bothrops lanceolatus**
engl.: Yellow Viper
germ.: Gelbe Buschmeister
Leit.: F.Master   Ort: India

Orig.Mittel.: Ainsworth

Name: **Botulinum**
engl.: Botulism Nosode   dt.: Botulismus
Nosode   Leit.: W. Glück   Jahr: 1993
Meth.: AMSE   Kleingruppe

Name: **Brassica napus**
engl.: Rape seed   dt.: Raps
Leit.: J. Sherr   Meth.: Hahnemann
Publ.: Dynamis Books
ISBN 1-901147-02-9
dt.Übers.: K-J.Müller 1998
Orig.Mittel: Helios Pharmacy

Name: **Brucella melitensis**
engl.: Nosode of Brucellosis
dt.: Brucellose-Nosode
Prüfer: 10   Jahr: 1983-88
Leit.: P.Souk-Aloun   Meth.: Hahnemann
Publ.: per email dort oder bei Verlag

Name: **Bryonia**
engl.: Wild Hops   dt.: Zaunrübe
Leit.: Boll   Publ.: auf Kassette von:
Boller Homöopathiewoche

Name: **Bryonia**
engl.: Wild Hops   dt.: Zaunrübe
Leit.: R. Pirtkien
Publ.: „Eine AMP mit Bryonia", Hippokrates
Verl. 1962

Name: **Bryonia alba**
engl.: Wild Hops   dt.: Weiße Zaunrübe
Leit.: D. Riley

Name: **Bryonia alba / dioica**
engl.: Wild Hops   dt.: Weiße / Rote Zaunrübe
Leit.: S.Niederle   Ort: Schweiz
Publ.: Jubliäumskongr.SVHA 1.11.1996,
Omida Verlag

Name: **Bryonia dioica**
engl.: Red Bryony   dt.: Rote Zaunrübe
Leit.: D. Riley

Name: **Bufo bufo**
engl.: Toad   dt.: Erdkröte

Leit.: S. Chase   Publ.: Homeopathy
Today,V 4,93

Name: **Buteo jamaicensis**
engl.: Common Red Tailed Hawk
Leit.: Jonathan Shore   Jahr: 1996

Name: **Butterfly**   dt.: ein Schmetterling
Leit.: N. Herrick   Jahr: 1995
Publ.: Selbstverlag

Name: **Cadmium metallicum**
engl.: Cadmium   dt.: Kadmium
Leit.: Jayesh Shah

Name: **Caerulum**
engl.: Blue   dt.: Blau
Leit.: C:Boulderstone, G.Dransfield
Meth.: Hahnemann   Jahr: 1996
Orig.Mittel: Helios Pharmacy

Name: **Cajuputum - Melaleuca
leucadendron**
engl.: Cajuput- Oil   dt.: Öl vom
Cajeputbaum   Leit.: K.H. Gebhardt
Publ.: AHZ 1989, 234 (1):3-9

Name: **Calcium fluoratum**
engl.: Fluoride of Lime   dt.: Flußspat
Leit.: R. Gibson und S. Gibson
Publ.: Homoeopath 1993, 13 (2): 62-4

Name: **Calcium fluoratum**
engl.: Fluoride of Lime   dt.: Flußspat
Leit.: J. Mezger   Publ.: Dt.Hom.Mon.schrift.
1954, 5(7): 313-32

Name: **Calcium oxalatum**
engl.:Oxalate of Lime
dt.: Calciumoxalat
Leit.: F. Master   Ort: India
Prüfer: 6   Orig.Mittel.: Ainsworth

Name: **Calcium phosphoricum**
engl.:Phosphate of Lime
dt.: Calciumphosphat   Leit.: J. Becker

Name: **Calcium sulphuricum**
engl.: Sulphate of Lime, gypsum   dt.: Gips

111

Leit.: J.P. Jansen und C. Hiwat
Publ.: Simillima 1992; 1:22-28

Name: **Calcium silicatum**
engl.: Silicate of Lime   dt.: Kalziumsilikat
Leit.: R. Sankaran   Meth.: Seminar
Prüfer: 150   Jahr: 1993   Indien
Publ.: Zusammenfassung in „Substance of
Homeopathy": Homeopathic Medical Publ.

Name: **Calendula officinalis**
engl.: Marigold   dt.: Ringelblume
Leit.: D. Riley

Name: **Calluna vulgaris**
engl.: Heather   dt.: Heidekraut
Leit.: Becca Preston und Di Goodwin
Jahr: 1996

Name: **Camphora**
engl.: Camphor   dt.: Kampferbaum
Leit.: T. Vandergucht   Publ.: Rev.
Belg. Homoeopath 1991,Sept. 43(3)

Name: **Candida albicans**
engl.: Thrush Fungus   dt.: Soorpilz
Leit.: Marco Riefer   Jahr: 1996
Publ.: Eigenverlag

Name: **Candida parapsilosis**
engl.: Thrush Fungus   dt.: Soorpilz
Leit.: Donald Brown und Andrew Lange
Jahr: 1989

Name: **Cannabis indica**
engl.: Marijuana   dt.: Hanf
Leit.: J. Becker

Name: **Cannabis indica**
engl.: Marijuana   dt.: Haschisch
Leit.: R. Sankaran   Jahr: 1993 Kalifornien
Meth.: Seminar/ Traum   Prüfer: 110
Publ.: Zusammenfassung in „Substance of
Homeopathy": Homeopathic Medical Publ.

Name: **Carboeum bioxygenisatum**
engl.: Carbon Dioxide dt.: Kohlendioxid
Leit.: Louis Klein   Meth.: Hahnemann

Name: **Carbo mineralis**
engl.: Black coal   dt.: Steinkohle
Leit.: J. Becker

Name: **Carbo umbra**
engl.: Brown coal   dt.: Braunkohle
Leit.: J. Becker   Jahr: 1994
Publ.: Freib. Institut

Name: **Carbo vegetabilis**
engl.: Vegetable Charcoal   dt.: Holzkohle
Leit.: J. Becker

Name: **Carcinosin**
engl.: Cancer Nosode   dt.: Brustkrebs
Leit.: J. Becker

Name: **Carcinosin**
Leit.: Marion Zachmann

Name: **Carcinosinum**
engl.: Cancer Nosode   dt.: Brustkrebs
Leit.: G.Mattitsch, J.Haslinger-Prüger
Jahr:1993
Publ.: DocHom 1994, 14: 203-19

Name: **Carcinosinum**
engl.: Cancer Nosode   dt.: Brustkrebs
Leit.: E. Friedrich und P. Friedrich
Publ.: Homöopathische Einblicke

Name: **Cardiospermum halicacabum**
engl.: Balloon Vine   dt.: Ballonrebe
Leit.: U. Respondek
Publ.: ZKH, 1990, 34(3):107-15, 153-60
u. Archiv f.Hom.AMP, 1991

Name: **Cardiospermum halicacabum**
engl.: Balloon Vine   dt.: Ballonrebe
Leit.: D. Riley / DHU
Publ.: R&D Newsletter 1/1996
Orig.Mittel: DHU

Name: **Carica papaya**
engl.: Common Papaw dt.: Papaya
Publ.: CCRH Quaterly Bull., 19 (1/2): 16-19,
1997

Name: **Carnegeia gigantea**
engl.: Saguaro cactus   dt.: ein Kaktus
Leit.u Publ: Phoenix Hom. Study Group
Meth.: Hahnemann
Orig.Mittel: Hahnemann Pharmacy

Name: **Cartilago suis**
engl.: Cartilage of Pig   dt.: Schweineknorpel
Leit.: D. Riley

Name: **Cassia sophera**
Leit.: D. H. Chand Publ.: Proc. 35th LMHI
Congr., Sussex, GB 1982, 381-386

Name: **Cassia sophera**
Leit.u.Publ.: Central Council for Research in
Homoeopathy
Ort: Indien   Jahr: 1987

Name: **Cenchris contortrix**
engl.: Copper headed snake
dt.: Mokassinschlange
Leit.: Alize Timmerman

Name: **Cerastes cerastes**
dt.: Hornviper
Leit.: Uta Santos-König

Name: **China officinalis**
engl.: Cinchona Bark
dt.: Chinarindenbaum
Leit.: J. Becker

Name: **China officinalis**
engl.: Cinchona Bark   dt.:
Chinarindenbaum
Leit.: Elisabeth Schulz
Publ.: Homöopathische Einblicke

Name: **China officinalis**
engl.: Cinchona Bark   dt.:
Chinarindenbaum
Leit.: J.Gnaiger   Jahr 1992
Publ.: DocHom 1992, 12: 253-69

Name: **Chininum sulphuricum**
engl.: Sulphate of Quinine   dt.:
Chininsulfat   Leit.: Jürgen Becker
Publ.: auf Kassette bei Boller

Homöopathiewoche

Name: **Chininum sulphuricum**
engl.: Sulphate of Quinine   dt.:
Chininsulfat
Leit.: W. Glück   Jahr: 1989
Meth.: AMSE   Kleingruppe

Name: **Chocolate**
engl.: Chocolate
dt.:Belgische Bitterschokolade
Leit.: J. Sherr   Jahr: 1990
Publ.: Dynamis Books
dt.Übers.: Fagus Verlag

Name: **Cinis ligni**
engl.: Ash of wood   dt.: Holzasche
Leit.: J. Becker

Name: **Citrullus lanatus**
engl.: Water melon   dt.: Fruchtfleisch der
Wassermelone   Leit.: P. Vakil
Publ.: "Provings and Clinical Symptoms of
New, Old and Forgotten Remedies" von
Prakesh Vakil

Name: **Citrus-B**
Leit.: D. Chabra

Name: **Cladonia**
engl.: Cup Moss   dt.:
Leit.: Rosalind Floyd und Izzy Azgad
Jahr: 1992   Publ.: London College of
Classical Homeopathy

Name: **Clematis erecta**
engl.: Upright Virgin's Bower
dt.: Aufrechte Waldrebe
Leit.: G. von Keller
Publ.: Brit.Hom.Journal v4, 93

Name: **Clematis erecta**
engl.: Upright Virgin's Bower
dt.: Aufrechte Waldrebe
Leit.: R. Neustaedter
Publ.: Hahnemann Gleanings 1985,Jun;52
(6) 220-223, J. Am. Inst.Homoeopathy
3/1984

Name: **Cobaltum**
engl.: Cobalt   dt.: Kobalt
Leit.: M.H. Pelt und R. Stutt
Publ.: Links 3/95 S. 19, Similia Similibus
Curentur, 1993,25/1

Name: **Cobaltum nitricum**
engl.: Nitrate of Cobalt   dt.: Kobaltnitrat
Leit.: M.H. Pelt und R. Stutt
Publ.: Links 3/95 S. 19

Name: **Coca-Cola**
Leit.: R. Sankaran   Jahr: 1993

Name: **Coenzyme A**
engl.:   dt.:Azetyl- Koenzym A
Leit.: D. Riley   Publ.: Referenceworks

Name: **Coffea cruda**
engl.: Coffee-tree   dt.: Kaffeebaum
Leit.: J. Howarth   Publ.: Homoepathic
Heritage 1992, May; 17 (5) 297-8

Name: **Cola nitida**
engl.: Kola Nut   dt.: Kola-Nuss
Leit.: Bernd Schuster   Jahr: 1996
Meth.: Hahnemann
Publ.: Verlag für Homöopathie
ISBN 3-9805958-0-3

Name: **Conchiolinum /Mater perlarum**
engl.: Mother of Pearl   dt.: Perlmutt
Leit.: C.Klun, R.Flick
Publ.: Doc.Hom. 1996 (16): 237-59

Name: **Convallaria majalis**
engl.: Lily of the valley   dt.: Maiglöckchen
Leit.: U.Santos und P.König   Jahr: 1994
Publ.: Burgdorf Verl., ISBN 3-922345-75-1
u. Hom.Links 2/ 1997
Meth.: Traum   Prüfer: 28

Name: **Corvus corax principalus** (corpus)
engl.: Raven   dt.: Rabe
Leit.: G. Bedayn   Jahr: 1995

Name: **Corylus avellana**
engl.: Hazelnut   dt.: Haselnuß
Leit.: Boris Peisker   Jahr:1997

114

Publ.: Eigenverlag   Meth.: Kontaktprüfung
Orig.Mittel: Homeoden

Name: **Crassula obliqua**
Leit.: C. Richardson Boedler
Publ.: Resonance V 4/93

Name: **Crataegus oxyacantha**
engl.: Common Hawthorn   dt.: Weißdorn
Leit.: Stoschitzky   Jahr: 1993
Publ.: DocHom 1995, 15: 191-209

Name: **Crotalus terrificus / = cascavella**
engl.: Brasilian Rattlesnake
dt.: Brasilian.Klapperschlange
Leit.: R. Sankaran
Jahr: 1994   Prüfer: 12   Meth.: Hahnemann
Publ.: "Provings" by Hom. Medical Publ.

Name: **Croton tiglium**
engl.: Croton-oil seed   dt.: Purgierbaum
Leit.: U. Respondek, C. Böttcher-Haase
Publ.: Archiv f.Homöopathische
Arzneim.prüf. Vol. 1 (1990)

Name: **Culex musca**
engl.: Mosquito   dt.: Mücke
Leit.: Michael Ruoff   Publ.: auf
Kassette bei Boller Homöopathiewoche

Name: **Culex musca**
engl.: Mosquito   dt.: Mücke
Leit.: Sunil Anand u.a.   Jahr: 1995

Name: **Cuprum metallicum**
engl.: Copper   dt.: Kupfer
Leit.: J. Becker

Name: **Cuprum oxydatum nigrum**
engl.: Oxide of Copper   dt.: Kupferoxid
Leit.: D.P. Rastogi   Jahr: 1985   Publ.:
Proc. 40th LMHI Congr., Lyon, F., 354-57

Name: **Cyclosporinum**
engl.: Cyclosporine   dt.: Cyclosporin
Leit.: S.Bruset, Y.J.Eraker, T.Ingvoldstad,
J.Lunden, K.Nyflot, A.Randen,
B.O.Rossberg, H.Selmer, D.Tveiten,
Publ.: AHZ 1995, 240 (1): 3-10

Name: **Cyclosporinum**
engl.: Cyclosporine   dt.: Cyclosporin
Leit.: P. Souk-Aloun   Jahr: 1992   Publ.:
Homoeopathie Française 1992, Jan-Feb; 80
(1): 22-4

Name: **Cymbopogon citratus**
engl.: Lemongrass   dt.: Lemongras
Leit.: M.Barthel, J.Geißler, T.Quak
Publ.: Dt. Journal f. Homöopathie 14(4),
1995

Name: **Cynodon dactylon**
engl.: Doorba
Leit.: J. Kishore

Name: **Dendroaspis polylepis**
engl.: Black Mamba   dt.: Schwarze Mamba
Leit.: F. Master   Ort: Indien
Orig.Mittel: Ainsworth
Prüfer: 23   Meth.: Hahnemann

Name: **Dendroaspis polylepis**
engl.: Black Mamba   dt.: Schwarze Mamba
Leit.: R. Sankaran   Jahr: 1996
Publ.: "Provings" by Hom. Medical Publ.
Orig.Mittel: Berkely Digby, Südafrika
Prüfer: 21   Meth.: Hahnemann

Name: **Dermatophagoides pteronyssinus**
engl.: House Dust Mite
dt.: Hausstaubmilbe
Leit.: K-J. Müller   Jahr: 1996
Publ.: Eigenverlag
Meth.: Kontaktprüfung
Orig.Mittel: Ainsworth Apotheke

Name: **Dictamnus albus**
engl.: Burning Bush/Dittany   dt.: Diptam
Leit.: K-J. Müller   Jahr: 1998
Meth.: Kontaktprüfung   Prüfer: 13
Publ.: Eigenverlag

Name: **Dichapetalum**
Leit.: G. Maring   Publ.: J.Am. Inst.
Homoepath 1979, Jun; 72 (2)

Name: **Dionaea muscipula**
engl.: Venus flytrap

dt.: Venusfliegenfalle
Leit.: B. Digby

Name: **DNA RNA**
engl.:   dt.: DNS, RNS
Leit.: Jenaer

Name: **DPT**
engl.: Diphteria Pertussis Tetanus Vaccine
dt.: DPT Impfstoff
Leit.: von David Warkentin
zusammengestellt
Publ.: Referenceworks

Name: **Drosera rotundifolia**
engl.: Round-leaved Sundew
dt.: rundblättriger Sonnentau
Leit.: J. Becker und G. Lang Publ.: auf
Kassette bei Boller Homöopathiewoche

Name: **Dulcamara/ Solanum dulcamarum**
engl.: Woody Nightshade   dt.: Bittersüßer
Nachtsschatten   Leit.: J. Becker

Name: **Elephas africanus dens**
engl.: Ivory   dt.: Elfenbein
Leit.: K-J. Müller   Jahr: 1998
Meth.: Kontaktprüfung   Prüfer: 19
Publ.: Eigenverlag

Name: **Embryo gallinae/ Pullus embryo/
von Gallus gallus domesticae**
engl.: Chicken embryo   dt.: Hühnerembryo
Leit.: Nuala Eising   Jahr: 1995
Meth.: Hahnemann   Prüfer: 10
Publ.: wird im Eigenverlag erscheinen
Orig.Mittel: Helios Pharmacy

Name: **Embryo suis**
engl.: Embryo of Pig   dt.: Schweine-
Embryo   Leit.: D. Riley

Name: **Excrementum caninum**
engl.: Dog Excrements   dt.: Hundekot
Leit.: H. Eberle und F. Ritzer   Jahr: 1996
Meth.: Hahnemann   Prüfer: 22
Orig.Mittel: Helios Pharm.
Publ.: Unterlagen bei Autoren

Name: **Fabiana imbricata**
engl.: Pichi   dt.: Pichi
Leit.: U. Respondek
Publ.: Archiv f. Hom.AMPs, 1991

Name: **Fagus sylvatica**
engl.: Beech   dt.: Buche
Leit.: Jörg Wichmann   Jahr: 1996/7
Meth.: Hahnemann   Prüfer: 3
Publ.: geplant von Homeopathic Links,
Projekt „Linking Trees" Harry van der Zee
Orig.Mittel: VSM, NL

Name: **Ferrum metallicum**
engl.: Iron   dt.: Eisen
Leit.: R. Sankaran   Meth.: Traum
Prüfer: 10   Jahr: 1990
Publ.: Zusammenfassung in „Substance of
Homeopathy": Homeopathic Medical Publ.

Name: **Ferrum metallicum**
engl.: Iron   dt.: Eisen
Leit.: J. Becker

Name: **Ferrum phosphoricum**
engl.: Phosphate of Iron   dt.:
Eisenphosphat
Leit.: J. Becker   Meth.: Seminar/Traum
Publ.: Homoeop. Links 1992, 5(2): 17-19

Name: **Ficus indicus**
engl.: Banyan Tree   dt.:
Leit.: Sujit Chatterjee   Jahr: 1995

Name: **Ficus religiosa**
engl.: Pipal Tree   dt.: Bodhi-Baum
Leit.: Sujit Chatterjee   Jahr: 1994

Name: **Fluoricum acidum**
engl.: Hydrofluoric Acid   dt.:
Fluoressigsäure
Leit.: R. Gibson und S. Gibson   Publ.:
Homoeopath 1993 Jun; 13 (2): 62-4

Name: **Fluoricum acidum**
engl.:Hydrofluoric Acid   dt.: Flußsäure
Leit.: J. Becker

Name: **Foeniculum vulgare**

116

engl.: Fennel   dt.: Fenchel
Leit.: K-J. Müller   Jahr. 1997
Publ.: Eigenverlag   Meth.: Kontakt
Orig.Mittel: Homeoden

Name: **Formica rufa**
engl.: Red Ant   dt.: Rote Waldameise
Leit.: J. Becker   Jahr: 1993
Meth.: Seminar   Prüfer: ca 80
Publ.: Eigenverl. Freiburger Hom.Tage

Name: **Formicicum acidum**
engl.: Formic acid   dt.: Ameisensäure
Leit.: Central Council for Research in Hom.
Publ.: Hom.Links 6/93

Name: **Formicicum acidum**
engl.: Formic acid   dt.: Ameisensäure
Meth.: Einzelprüfung
Publ.: Eigenverl. Freiburger Hom.Tage

Name: **Fraxinus excelsior**
engl.: European Ash   dt.: Esche
Leit.: Ingeborg Fander   Jahr: 1995

Name: **FSME - Nosode**
Leit.: W. Eichler

Name: **Fumaria officinalis**
engl.: Earth Smoke (plant)   dt.: Gemeiner
Erdrauch   Leit.: D. Riley
Publ.: Hom.Links 2/1994

Name: **Funiculus umbilicalis suis**
engl.: Umbilical Cord of Pigs   dt.:
Schweinenabelschnur
Leit.: D. Riley

Name: **Gallium metallicum**
engl.: Gallium   dt.:Gallium
Leit.: J.Scholten
Prüfer: 1   Meth.: Einzel
Publ.: Scholten - Hom. and Elements,
ISBN 90-74817-05-X, Sticht.Alonissos
Orig.Mittel: VSM Geneesmiddelen

Name: **Galvanismus**
engl.: Galvanism   dt.: Galvanismus
Leit.: B. Fincke

Publ.: Homoeopathic Heritage 1993 Mar; 18: 149-50

Name: **Geranium robertianum**
engl.: Herb Robert   dt.: Ruprechtskraut
Leit.: D. Riley

Name: **Germanium**
Leit.: J. Sherr   Jahr: 1991
Meth.: Hahnemann
Publ.: Dynamis Books
ISBN 1-901147-02-9
dt.Übers.: K-J.Müller 1998
Orig.Mittel: Helios Pharmacy

Name: **Ginkgo biloba**
engl.: Maidenhair Tree   dt.: Ginkgo
Leit.: F. Swoboda, P. König   Jahr: 1990
Publ.: Homoeopathic Links 1992, 5 (1)
u. DocHom 1991, 11: 245-53
u. DocHom 1993, 13: 189-260

Name: **Ginkgo biloba**
engl.: Maidenhair Tree   dt.: Ginkgo
Leit.: Anne Schadde   Jahr: 1996

Name: **Glandula suprarenalis**
engl.: Suprarenal Gland Cortex
dt.: Nebennierenrinde
Leit.: D. Riley

Name: **Glonoinum**
engl.: Nitroglycerine   dt.: Nitroglyzerin
Leit.: Julian Winston   Jahr: 1982
Publ.: J.Am. Inst. Hom. 1984 Mar-Dec; 76 (4)

Name: **Glycyrrhiza glabra/ =Liquiritia off.**
engl.: Liquorice   dt.: Süßholz, Lakritz
Publ.: CCRH Quat.Bull., 19 (1/2): 4-7, 1997

Name: **Granitum**
engl.: Irish Murvey Granite   dt.: Granit
Leit.: Nuala Eising Publ.: Eigenverlag
dt. Übers.: K-J.Müller 1996
Orig.Mittel: Galen Pharmacy

Name: **Granit**
Leit.: P.Andersch-Hartner, B.Schmid
Jahr: 1995
Publ.: DocHom 1997, 17: 275-341

Name: **Graphites**
engl.: Blacklead   dt.: Reißblei
Leit.: J. Becker

Name: **(Grass) Agrostis capillaris**
engl.: a grass as sprout
dt.: Rotes Straußgras, Sproßzustand
Leit.: H.Eberle u. F.Ritzer   Jahr: 1997
Meth.: Hahnemann   Prüfer: 27
Orig.Mittel: Helios Pharm.
Publ.: Unterlagen bei Autoren

Name: **Guajacum officinale**
engl.: Gum guajacum   dt.: Pockenholz
Leit.: Vladimir Petroci   Jahr: 1997
Meth.: Hahnemann
Publ.: geplant von Homeopathic Links,
Projekt „Linking Trees" Harry van der Zee
Orig.Mittel: VSM, NL

Name: **Haliaeetus leucocephalus, sanguis**
engl.: American Bald Eagle (blood)
dt.: Amerikanischer Weißkopfseeadler (Blut)
Leit.: J. Sherr   Jahr: 1995
Meth.: Hahnemann   Publ.: Dynamis Books
ISBN 1-901147-02-9
dt.Übers.: K-J.Müller 1998
Orig.Mittel: Hahnemann Lab.

Name: **Haliaeetus leucocephalus, sanguis**
engl.: American Bald Eagle (blood)
dt.: Amerikanischer Weißkopfseeadler (Blut)
Leit.: H.Eberle u. F.Ritzer   Jahr: 1997
Meth.: Hahnemann   Prüfer: 26
Orig.Mittel: Hahnemann Lab.
Publ.: Unterlagen bei Autoren

Name: **Haplopappus bailahuen**
Leit.u.Publ.: G.Bayr, M.Stübler - Archiv f.
homöopathische AMP, Bd.2, Haug Verlag,
1986

Name: **Hedera helix**
engl.: Common ivy   dt.: Efeu
Leit.: D.J. Mezger Publ.: Homeopathie 1987
Jan-Febr; 4 (1): 61-63

Name: **Helianthus annuus**
engl.: Sunflower   dt.: Sonnenblume
Leit.: Studenten, Hom.College Wageningen
Prüfer: 5 Meth.: Traum Jahr: 1992
Publ.: geplant
Orig.Mittel: Dolisos Lab.

Name: **Helium**
Leit.: J. Sherr   Jahr: 1994
Meth.: Hahnemann
Publ.: Dynamis Books geplant
Orig.Mittel: Helios Pharmacy

Name: **Helix pomatia**
engl.: Edible Snail dt.: Weinbergschnecke
Leit.: K-J. Müller Jahr. 1996
Publ.: Eigenverlag   Meth.: Kontakt
Orig.Mittel: Homeoden

Name: **Helleborus niger**
engl.: Christmas Rose   dt.: Christrose
Leit.: J. Becker

Name: **Heloderma suspectum**
engl.: Gila Monster   dt.: Krustenechse
Leit.u Publ: Phoenix Hom. Study Group
Meth.: Hahnemann Prüfer: 11

Name: **Helodrilus caliginosus**
engl.: an Earthworm dt.: ein Regenwurm
Leit.: Louis Klein Meth.: Hahnemann
Orig.Mittel: M. Quinn Ph.

Name: **Hepar suis**
engl.: Pig's Liver   dt.: Schweineleber
Leit.: D. Riley

Name: **Hepar sulphuris**
engl.: Calcium Sulphide Compound
dt.: Kalkschwefelleber
Leit.: J. Becker

Name: **Heracleum sphondylium**
engl.: Hogweed   dt.: Bärenklau
118

Leit.: Tscherteu   Jahr: 1988
Publ.: DocHom 1988, 9: 295-338

Name: **HIB**
engl./dt.: Haemophilus influencae B -
Nosode
Leit.: K. Löbisch
Prüfer: 8

Name: **Hirudo medicinalis**
engl.: Leech   dt.: Blutegel
Leit.: J.R.Raeside
Publ.: ZKH 1964, 8(2): 49-57

Name: **Hydrochloricum**
Leit.: D. Riley

Name: **Hydrogenium**
engl.: Hydrogen   dt.: Wasserstoff
Leit.: J. Sherr   Jahr: 1990
Publ.: Dynamis Books
Orig.Mittel: Helios Pharm.

Name: **Hyoscyamos niger**
engl.: Henbane   dt.: Schwarzes Bilsenkraut
Leit.: Y. Lassauw Publ.: Simillima V 2,93

Name: **Hypericum perforatum**
engl.: St. John's-wort   dt.: Johanniskraut
Leit.: J.Becker

Name: **Hypericum perforatum**
engl.: St. John's-wort   dt.: Johanniskraut
Leit.: K.Boulderstone
Publ.: The Homeopath (64) 1997: 677-81

Name: **Hypophysis anterior**
engl.: Anterior Lobe of Hypophysis
dt.: Hypophysenvorderlappen
Leit.: David Flores Toledo

Name: **Ignis alcoholis**
engl.: Fire   dt.: Feuer
Leit.: Nuala Eising   Jahr: 1994
Publ.: Eigenverlag 1998
dt.Üb.: Verlag K.J.Müller
Meth.: Hahnemann Prüfer: 13
Orig.Mittel: Helios Pharmacy

Name: **Ilex aquifolium**
engl.: Holly   dt.: Stechpalme
Leit.: Frank van den Heuvel Jahr: 1997
Meth.: Hahnemann
Publ.: geplant von Homeopathic Links,
Projekt „Linking Trees" Harry van der Zee
Orig.Mittel: VSM, NL

Name: **Ilex aquifolium**
engl.: Holly   dt.: Stechpalme
Leit.: P. Kuiper   Publ.: soll veröffentlicht
werden

Name: **Inachis io**
engl.: Peacock Butterfly   dt.: Tagpfauenauge
Leit.: Stephan Kohlrausch
Publ.: Verl. K.J.Müller „7 Schmetterlinge"

Name: **Indian Eagle**
engl.:   dt.: Indischer Adler
Leit.: Dyvia Chabra   Jahr: 1994
Publ.: veröffentlicht

Name: **Indigo**
engl.: Indigo colour dt.: Indigo-Farbe
Leit.: C:Boulderstone, G.Dransfield
Meth.: Hahnemann   Jahr: 1996
Orig.Mittel: Helios Pharmacy

Name: **Indigofera tinctoria/ Indigo**
engl.: Wild Indigo   dt.: Indigo
Leit.: Österreicher   Jahr: 1993

Name: **Indium metallicum**
Leit.: Paresh Vasani Tothey

Name: **Iodum**
engl.: Iodine   dt.: Jod
Leit.: Rajan Sankaran Meth.: Traum
Prüfer: 10   Jahr: 1990
Publ.: Zusammenfassung in „Substance of
Homeopathy": Homeopathic Medical Publ.

Name: **Iodum**
engl.: Iodine   dt.: Jod
Leit.: A.E. Vakil, V.E. Vakil, A. S. Nanabhal
Publ.: Br. Homoeopathic Journal 1988 July

Name: **Iridium**
Leit.: The School of Homoeopathic
Medicine, Darlington   Jahr: 1993
Meth.: Hahnemann   Publ.: Dynamis Books
ISBN 1-901147-02-9
dt.Übers.: K-J.Müller 1998
Orig.Mittel: Helios Pharmacy

Name: **Iris versicolor**
engl.: Blue Flag   dt.: Bunte Schwertlilie
Leit.: A.E. Vakil, V.E. Vakil, A.S. Nanabhal
Publ.: Brit.Hom.Journ. 1988, 77(3), 152-54
u. Brit.Hom.Journ. 1989, 78(1): 15-18

Name: **Kalium bromatum**
engl.: Bromide of Potassium
dt.: Kaliumbromid   Leit.: Elisabeth Schulz
Publ.: Homöopathische Einblicke

Name: **Kalium carbonicum**
engl.: Karbonate of Potassium
dt.: Kaliumkarbonat   Leit.: T. Smith
Publ.: Homoeopath Int. 1991 Spring
u. „Intern.Kongreß f. Hom. (34,1979,
Hamburg)", S.47

Name: **Kalium phosphoricum**
engl.:Phosphate of Potassium
dt.: Kaliumphosphat   Leit.: J. Becker

Name: **Krypton**
Leit.: J. Sherr
Meth.: Hahnemann
Publ.: Dynamis Books geplant
Orig.Mittel: Helios Pharmacy

Name: **Lac asina**
engl.: Donkey´s milk   dt.: Hauseselsmilch
Leit.: K-J.Müller Publ.: Eigenverlag
Meth.: Kontaktprüfung
Orig.Mittel: selbst hergestellt

Name: **Lac asina**
engl.: Donkey´s milk   dt.: Hauseselsmilch
Leit.: C. Shukla

Name: **Lac caninum**
engl.: Dog´s milk   dt.: Haushundemilch
Leit.: J. Becker

Name: **Lac caprinum**
engl.: Goat´s milk   dt.: Ziegenmilch
Leit.: K.Dam, Y.Lassauw
Publ.: Homöopathie Zeitschr. 1996, 6(1)
u. Hom.Links 3/ 1996

Name: **Lac caprinum**
engl.: Goat´s milk   dt.: Ziegenmilch
Leit.: R. Sankaran
Orig.Mittel: VSM Geneesmiddelen
Jahr: 1994   Prüfer: 5   Meth.: Hahnemann
Publ.: "Provings" by Hom. Medical Publ.

Name: **Lac defloratum**
engl.: Skimmed milk   dt.: Entrahmte Milch,
Magermilch   Leit.: Divya Chabra

Name: **Lac defloratum**
engl.:Skimmed milk   dt.: Entrahmte Milch,
Magermilch   Leit.: K. Dam
Publ.: Seminarunterlagen der Dutch
Foundation for Homeopathic Education,
1995, 18-19

Name: **Lac defloratum**
engl.:Skimmed milk   dt.: Entrahmte Milch,
Magermilch   Leit.: R. Sankaran
Jahr: 1995   Prüfer: 13   Meth.: Traum
Publ.: "Provings" by Hom. Medical Publ.

Name: **Lac delphinum**
engl.: Dolphin´s milk   dt.: Delphinmilch
Leit.: Nancy Herrick   Jahr: 1993
Prüfer: 17   Publ.: Referenceworks u.
Hom.Links 9(2): 100-03, 1996 u.
Homöopathie Zeitschr. 6(1): 21-28

Name: **Lac delphinum**
engl.: Dolphin´s milk   dt.: Delphinmilch
Leit.: Divya Chabra
Publ.: veröffentlicht

Name: **Lac delphinum**
engl.: Dolphin´s milk   dt.: Delphinmilch
Leit.: A.Stadler, M.Zachmann
Prüfer: 1
Publ.: Hom.Zeitschr. 6(1): 16-20, 1996

Name: **Lac elephantis**
engl.: Elephant's milk
dt.: Indische Elefantenmilch
Leit.: Nancy Herrick   Jahr: 1995
Publ.: Referenceworks

Name: **Lac equinum**
engl.: Horse´s milk   dt.: Pferdemilch
Leit.: Nancy Herrick   Jahr: 1995
Publ.: Referenceworks

Name: **Lac equinum**
engl.: Horse´s milk   dt.: Pferdemilch
Leit.: Peter Mohr   Jahr: 1995
Publ.: Homöopathie Zeitschr. 1996, 6(1)

Name: **Lac felinum**
engl.: Cat´s milk   dt.: Katzenmilch
Leit.: Divya Chabra   Prüfer: 10
Publ.: Hom. Links, 8 (1): 11-12
Jahr: 1995

Name: **Lac felinum**
engl.: Cat's milk   dt.: Hauskatze
Leit.: K. Dam   Publ.:
Seminarunterlagen der Dutch Foundation for
Homeopathic Education, 1995, 19-27

Name: **Lac humanum**
engl.: Human Breast Milk of one Woman
dt.: Milch nur einer Frau   Jahr: 1993
Leit.: J. Houghton und E. Halahan
Publ.: im Selbstverlag
dt.Ü.: Verlag Karl-Josef Müller
Orig.Mittel: Helios Pharmacy
Meth.: Hahnemann

Name: **Lac humanum**
engl.: Human Breastmilk of one Woman
dt.: Milch nur einer Frau   Leit.: K. Dam
Publ.: Seminarunterlagen der Dutch
Foundation for Homeopathic Education,
1995, 27-33

Name: **Lac humanum**
engl.: Human Breast Milk of one Woman
dt.: Milch nur einer Frau
Leit.: J. Becker und Witold Ehrler

Name: **Lac humanum**
engl.: Human Breast Milk of one Woman
dt.: Milch nur einer Frau
Leit.: D. Chabra   Publ.: veröffentlicht

Name: **Lac humanum**
engl.: Human Breast Milk of one Woman
dt.: Milch nur einer Frau   Leit.: M.Richter
Publ.: Archiv f. Homöopathik 1995, 4(3+4)

Name: **Lac humanum**
engl.: Human Breast Milk of one Woman
dt.: Milch nur einer Frau
Leit.: R. Sankaran   Jahr: 1995
Publ.: "Provings" by Hom. Medical Publ.
Prüfer: 500   Meth.: Seminar

Name: **Lac humanum femininum**
engl.: Human Milk for a Girl
dt.: Muttermilch für ein Mädchen
Leit.: J. Becker

Name: **Lac humanum masculinum**
engl.: Human Milk for a Boy
dt.: Muttermilch für einen Jungen
Leit.: J. Becker

Name: **Lac leontis**
engl.: Lion´s milk   dt.: Löwenmilch
Leit.: K. Dam
Publ.: Seminarunterlagen 1995, 33-36

Name: **Lac leontis (= leoninum)**
engl.: Lion's milk   dt.: Löwenmilch
Leit.: N.Herrick   Jahr: 1996
Publ.: Homöopathie Zeitsch. 6(1): 40-46

Name: **Lac leontis (= leoninum)**
engl.: Lion's milk   dt.: Löwenmilch
Leit.: R. Sankaran   Meth.: Hahnemann
Prüfer: 6   Jahr: 1995
Publ.: "Provings" by Hom. Medical Publ.
Orig.Mittel: R.Sankaran

Name: **Lac lupi (=lupaninum)**
engl.: Wolf´s milk   dt.: Wolfsmilch
Leit.: Melissa Assilem   Jahr: 1997   USA
Publ.: Zus.fassung in http://www.
medicinegarden.com/homeopathy/provings

Name: **Lac rhesus**
engl.: Rhesus Monkey Milk
dt.: Rhesusaffenmilch
Leit.: D. Chabra   Publ.: veröffentlicht

Name: **Lac sim**
engl.: Chimpanzee´s milk
dt.: Schimpansenmilch
Leit.: H. Eberle und F. Ritzer   Jahr: 1994
Meth.: Hahnemann   Prüfer: 2
Orig.Mittel: Schmidt-Nagel
Publ.: Unterlagen bei Autoren

Name: **Lac suilinum**
engl.: House Pig's Milk
dt.: Hausschweinemilch   Leit.: K. Dam

Name: **Lac suilinum**
engl.: House Pig's Milk
dt.: Hausschweinemilch
Leit.: Neuhöfer, Zeising   Jahr. 1997
Publ.: Verlag Karl-Josef Müller
Meth.: Kontakt
Orig.Mittel: VSM, Niederlande

Name: **Lamprohiza splendidula**
engl.: Glowworm   dt.: Glühwürmchen
Leit.: K-J. Müller   Jahr. 1997
Publ.: Eigenverlag   Meth.: Kontakt
Orig.Mittel: Glückauf-Apotheke (Salvator)

Name: **Larus argentatus**
engl.: Sea Gull   dt.: Silbermöwe
Leit.: Wilfried Fink   Jahr: 1996
Publ.: Links 96 - 77; u. Eigenverl.
Orig.Mittel: Leonardo Apotheke

Name: **Latrodectus mactans**
engl.: Black Widow Spider   dt.: Schwarze
Witwe Leit.: H. Lesigang   Jahr: 1989
Publ.: DocHom 1992, 12: 271-82

Name: **Latrodectus mactans**
engl.: Black Widow Spider   dt.: Schwarze
Witwe   Leit.: G. Ruster   Meth.: Kontakt
Publ.: http://members.aol.com/provings

Name: **Laurocerasus officinalis/ Prunus
laurocerasus**

engl.: Cherry Laurel   dt.: Kirschlorbeer
Leit.: Andrew Ostinovitsch   Jahr: 1997
Meth.: Hahnemann
Publ.: geplant von Homeopathic Links,
Projekt „Linking Trees" Harry van der Zee
Orig.Mittel: VSM, NL

Name: **Lavandula officinalis**
engl.: Lavender   dt.: Lavendel
Leit.: J. Reichenberg-Ullman, R. Ullman
Jahr: 1995
Publ.: Referenceworks

Name: **Lavandula officinalis**
engl.: Lavender   dt.: Lavendel
Leit.: Clayton Collyer und Jackie Davis
Jahr: 1996
Publ.: im Selbstverlag   u. The Homeopath
(65), 706-09, 1997

Name: **L-Cystein**
Leit.: D: Riley

Name: **Leprominum**
engl.: Leprosy Nosode   dt.: Lepra
Leit.: P. Vakil

Name: **Levisticum officinale**
engl.: Lovage   dt.: Liebstöckel
Leit.: K-J. Müller Jahr. 1997
Publ.: Eigenverlag   Meth.: Kontakt
Orig.Mittel: Homeoden

Name: **Lilium tigrinum**
engl.: Tiger Lily   dt.: Tigerlilie
Leit.: J. Becker

Name: **Kalkstein/ Limestone**
engl.: Limestone from Carrran, Co. Clare,
Ireland   dt.: Kalkstein
Leit.: Nuala Eising Publ.: Eigenverlag
dt. Übers.: K-J.Müller 1996
Orig.Mittel: Helios Pharmacy

Name: **Limentis bredowii**
dt.: Eisvogelart (Schmetterling)
Leit.: Nancy Herrick
Publ.: Verl. K.J.Müller „7 Schmetterlinge"

Name: **Lithium carbonicum**
engl.: Carbonate of Lithium
dt.: Lithiumkarbonat
Leit.: Anne Schadde   Jahr: 1995

Name: **Lithium metallicum**
engl.: Lithium   dt.: Lithium
Leit.: G. Ruster   Meth.: Kontakt
Publ.: http://members.aol.com/provings

Name: **Lotus / Nelumbo nucifera**
engl.: Lotos Flower   dt.: Indischer Lotos
Leit.: J. Shah   Meth.: Hahnemann

Name: **Lotus / Nelumbo nucifera**
engl.: Lotos Flower   dt.: Indischer Lotos
Leit.: G. Ruster   Meth.: Kontakt
Publ.: http://members.aol.com/provings

Name: **Loxosceles reclusa**
engl.: Brown Recluse Spider dt.: eine Spinne
Leit.: Louis Klein   Meth.: Hahnemann
Orig.Mittel: M. Quinn Ph.

Name: **Luffa operculata**
dt.: Vegetabiler Schwamm
Leit.: D. Riley

Name: **Luffa operculata**
dt.: Vegetabiler Schwamm
Leit.: C. Böttcher-Haase, H.Lido, M. Stübler
Jahr: 1986   Ort: Deutschland
Publ.: Brit.Hom.Journal 88, u. ZKH 1991,
35(5): 203-12

Name: **Luffa operculata**
dt.: Vegetabiler Schwamm
Leit.: Schmutzer   Jahr: 1992

Name: **Luffa operculata**
dt.: Vegetabiler Schwamm
Leit.: J.R.Raeside
Publ.: ZKH 1965, 9(2): 49-59
u. Brit.Hom.Journ. 1965, 54: 36-43

Name: **Luna**
engl.: Moonlight   dt.: Mondstrahlen
Leit.: Lesley King und Bob Lawrence
Jahr: 1993   Publ.: Helios Ph.

Name: **Luteum**
engl.: Yellow   dt.: Gelb
Leit.: C:Boulderstone, G.Dransfield
Meth.: Hahnemann   Jahr: 1996
Orig.Mittel: Helios Pharmacy

Name: **Lycopersicum esculentum**
engl.: Tomato dt.: Tomate
Leit.: K-J. Müller Jahr. 1997
Publ.: Eigenverlag   Meth.: Kontakt
Orig.Mittel: VSM

Name: **Lycopus virginicus**
engl.: Virginia Horehound dt.:
Virgin.Wolfstrapp
Leit.: H. Lesigang   Jahr: 1989

Name: **M&B 693 Sulphonomide**
Leit.: J. Kishore

Name: **Magnesium carbonicum**
engl.: Carbonate of Magnesium
dt.: Magnesiumkarbonat   Leit.: J. Becker

Name: **Magnesium fluoricum**
engl.: Fluoride of Magnesium
dt.:Magnesiumfluorid
Leit.: König, Swoboda   Jahr: 1986
Publ.: DocHom 1987, 8: 231-262

Name: **Magnesium lacticum**
engl.: Lactate of Magnesium
dt.:Magnesiumlaktat
Leit.: Y.Lassauw
Prüfer: 1   Meth.: Einzel
Publ.: Scholten - Hom. and Elements,
ISBN 90-74817-05-X, Sticht.Alonissos
Orig.Mittel: VSM Geneesmiddelen

Name: **Magnesium muriaticum**
engl.: Chloride of Magnesium
dt.: Magnesiumchlorid   Leit.: J. Becker

Name: **Magnesium phosphoricum**
engl.: Phosphate of Magnesium
dt.: Magnesiumphosphat   Leit.: H.P. Holmes
Publ.: Homoeopath Heritage 1991,
Aug;16:427-430

Name: **Magnesium sulphuricum**
engl.: Sulfate of Magnesium
dt.: Magnesiumsulfat
Publ.: CCRH Quat.Bull., 19 (1/2): 1-3, 1997

Name: **Magnesium sulphuricum**
engl.: Sulfate of Magnesium
dt.: Magnesiumsulfat   Leit.: P. Robbins

Name: **Magnesium sulphuricum**
engl.: Sulphate of Magnesium
dt.: Magnesiumsulfat   Leit.: D. Chabra

Name: **Mahonia aquifolium (Berberis)**
engl.: Oregon Grape   dt.: Mahonie
Leit.: D. Riley

Name: **Mandragora officinarum**
engl.: Mandrake   dt.: Alraunwurzel
Leit.: J. Becker

Name: **Mandragora officinarum**
engl.: Mandrake   dt.: Alraunwurzel
Leit.: J. Mezger Publ.: Dt.Hom.Mon.schrift.
1952, 3(9/10): 129-44

Name: **Manganum phosphoricum**
engl.: Phosphate of Manganese
dt.: Manganphosphat   Leit.: D. Riley

Name: **Mangifera indica**
engl.: Pulp of Ripe Mango
dt.: Fruchtfleisch einer reifen Mango
Leit.: K-J. Müller Jahr. 1997
Publ.: Eigenverlag   Meth.: Kontakt
Orig.Mittel: Homeoden

Name: **Mangifera indica**
engl.: Mango   dt.: Mango
Publ.: CCRH Quat.Bull., 19(1/2): 8, 1997

Name: **Mangifera indica**
engl.: Mango   dt.: Mango
Leit.: P. Vakil

Name: **Mantis religiosa**
engl.: Praying Mantis dt.: Gottesanbeterin
Leit.: W. Glück   Jahr: 1994-6
Meth.: Hahnemann Orig.Mittel: Salvator

Publ.: Dt. Journal für Homöopathie, Bd.15,
4/ 1996; engl. Üb. in engl. Ausgabe

Name: **Marmor/ Marble**
engl.: White Marble   dt.: Weißer Marmor
Leit.: Nuala Eising Publ.: Eigenverlag
dt. Übers.: K-J.Müller 1996
Orig.Mittel: selbst hergestellt

Name: **Medorrhinum**
engl.: Gonorrhoea Nosode   dt.: Gonorrhoe
Leit.: J. Becker

Name: **Medorrhinum**
engl.: Gonorrhoea Nosode   dt.: Gonorrhoe
Publ.: E.W.Berridge - Original Provings of
M., New Engl.Journal of Hom., 5(1): 11-13,
1997

Name: **Medulla ossis suis**
engl.: Pig's Bone Marrow
dt.: Schweineknochenmark
Leit.: D. Riley

Name: **Mephitis putorius**
engl.: Skunk   dt.: Stinktier
Publ.: Sonderdruck Vortrag bei DZHÄ
5/1977   Leit.: E. Schindler

Name: **Mercurius**
engl.: Quicksilver   dt.: Quecksilber
Leit.: Elisabeth Schulz
Publ.: Homöopathische Einblicke

Name: **Mercurius corrosivus**
engl.: Chloride of Mercury
dt.: Quecksilberchlorid
Leit.: S. Venkataraman
Publ.: Hahnemannian Gleanings 1986,June;
53(6): 178-180

Name: **(Daphne) Mezereum**
engl.: Spurge Olive   dt.: Seidelbast
Leit.: K. Dam

Name: **Mimosa pudica**
engl.: Sensitive Plant   dt. Mimose
Leit.: Uta Santos-König

Name: **Molybdenum metallicum**
engl.: Molybdene   dt.: Molybdän
Leit.: Peter Tuminello
Publ.: Homeopathic Links 1995, 8:13-14

Name: **Moschus**
engl.: Musk Deer   dt.: Moschustier
Leit.: A. Campbell
Publ.: Brit.Hom.Journal 1981

Name: **Morbillinum**
engl.: Nosode of Measles dt.: Masernnosode
Leit.: K-J. Müller Jahr. 1997
Publ.: Eigenverlag   Meth.: Kontakt
Orig.Mittel: DHU

Name: **Mucosa nasalis**
engl.: Mucous Membrane of Human Nose
dt.: Nasenschleimhaut   Leit.: D. Riley

Name: **Muriaticum acidum**
engl.: Muriatic acid   dt.: Salzsäure
Leit.: J. Becker

Name: **Muriaticum acidum**
engl.: Muriatic acid   dt.: Salzsäure
Leit.: K. Dam und Y. Lassauw
Publ.: Simillima, 1993,1:20-28

Name: **Muriaticum acidum**
engl.: Muriatic acid   dt.: Salzsäure
Leit.: A. Leupen Jahr: 1994
Prüfer: 1 Meth.: Einzel, 200K
Publ.: Scholten - Hom. and Elements,
ISBN 90-74817-05-X, Sticht.Alonissos
Orig.Mittel: Homeoden

Name: **Musa sapientum**
engl.: Banana Fruit   dt.: Banane
Leit.: P. Vakil

Name: **Avicularia av. / Mygale lasiodora**
engl.: Black Cuban Spider dt.: Vogelspinne
Leit.: G. Ruster   Meth.: Kontakt
Publ.: http://members.aol.com/provings

Name: **Myosotis arvensis**
engl.: Field Scorpion-grass   dt.: Acker-
Vergißmeinnicht   Leit.: D. Riley

Name: **Naja tripudians**
engl.: Cobra   dt.: Indische Kobra
Leit.: J. Becker, R. Sankaran
Meth.: Seminar   Prüfer: 250
Jahr: 1991   Indien
Publ.: Zusammenfassung in „Substance of
Homeopathy": Homeopathic Medical Publ.

Name: **Narcissus pseudonarcissus**
engl.: Daffodil   dt.: Gelbe u. weiße Narzisse
Leit.: G. Ruster   Meth.: Kontakt
Publ.: http://members.aol.com/provings

Name: **Natrium bencoicum**
Leit.: Kairon Institute   Jahr: 1996

Name: **Natrium carbonicum**
engl.: Carbonate of Sodium
dt.: Natriumkarbonat   Leit.: J. Becker

Name: **Natrium causticum**
engl.: Caustic Soda   dt.: Natronlauge
Leit.: Martina Kottirsch

Name: **Natrium fluoratum**
engl.: Fluoride of Soda   dt.: Natriumfluorid
Leit.: François Webber   Jahr: 1996
Prüfer: 2   Meth.: Einzel
Publ.: Scholten - Hom. and Elements,
ISBN 90-74817-05-X, Sticht.Alonissos
Orig.Mittel: Homeoden

Name: **Natrium glutamicum**
engl.: M.S.G. Monosodiumglutanate
dt.: Natriumglutamat
Leit.: Christopher Sowton

Name: **Natrium glutamicum**
engl.: M.S.G. Monosodiumglutanate
dt.: Natriumglutamat   Leit.: R. Iser

Name: **Natrium pyruvicum**
engl.: Pyruvate of Sodium
dt.: Natriumpyruvat   Leit.: D. Riley

Name: **Natrium sulphuricum**
engl.: Sulphate of Sodium
dt.: Natriumsulfat
Leit.: Martina Kottirsch

Name: **Neon**
Leit.: J. Sherr   Publ.: Dynamis Books
ISBN 1-901147-02-9
dt.Übers.: K-J.Müller 1998
Orig.Mittel: Helios Pharmacy

Name: **Nepenthes distillatoria**
engl.: Pitcher Plant
dt.: Kannenpflanzengewächs
Leit.: E. G. MacIvor   Publ.: J. Am.
Inst. Homeopath 1980 Mar; 73(1)

Name: **Niccolum metallicum**
engl.: Nickel   dt.: Nickel
Leit.: R. Sankaran   Meth.: Hahnemann
Prüfer: 18   Jahr: 1994   Indien
Publ.: "Provings" by Hom. Medical Publ.

Name: **Niccolum sulphuricum**
engl.: Sulphate of Nickel   dt.:Nickelsulfat
Leit.: A.C. Neiswander
Publ.: Hahnemann Homoeopath Sanc 1992
Sep; 16 (9): 147-50

Name: **Nicotinamide adenosine
dinucleotide**   engl.: NAD
Leit.: D. Riley

Name: **Nidus edulis**
engl.: Cave Swiftlet's Nests   dt.: Nester von
Salanganen   Leit.: Peter Engel
Publ.: Brit.Hom.Journal, Vol.LXIV 1975

Name: **Nitricum acidum**
engl.: Nitric acid   dt.: Salpetersäure
Leit.: J. Becker

Name: **Nitrogenium**
engl.: Nitrogen   dt.: Stickstoff
Leit.: G. Ruster
Meth.: Kontakt (9 Prüfer) u. Einzel (2 Pr.)
Publ.: http://members.aol.com/provings

Name: **Nuphar luteum**
engl.: Yellow Pond-lily   dt.: Gelbe Teichrose
Leit.: Jayesh Shah   Prüf: Seminar
Publ.: http://members.aol.com/provings

Name: **Nyctanthes arbor-tristis**
engl.: Sad Tree   dt.: Nachtjasmin
Publ.: CCRH Quat.Bull., 19(1/2): 20-22,
1997

Name: **Ocimum sanctum**
engl.: Spec.of Basil   dt.: Basilicum-Art
Leit.: R. Sankaran   Jahr: 1994
Publ.: "Provings" by Hom. Medical Publ.
Prüfer: 10   Meth.: Hahnemann

Name: **Oenanthe crocata**
engl.: Water Dropwort   dt.: Giftige
Rebendolde   Leit.: H. Lesigang
Publ.: Brit.Hom.Journal 1992 Jul; 81 (3):
127-31   u. DocHom 1991, 11: 255-65
u. Congr.Liga M.H.I. 46/1991: 70-73
u. Hom.Links 2/ 1997

Name: **Oleum pinii**
Leit.: D. Riley

Name: **Olea europaea**
engl.: Olive   dt.: Olive
Leit.: J. Sherr   Jahr: 1995
Publ.: Dynamis Books

Name: **Oncorynchus Tshawytscha**
engl.: Chinook Salmon   dt.: Pazifischer
Lachs   Leit.: J. Sherr   Jahr: 1996
Publ.: Dynamis Books

Name: **Opium**
Leit.: J. Becker

Name: **Opium**
Leit.: Martin Bomhardt
Publ.: Homöopathische Einblicke

Name: **Orange**
engl.: Orange colour   dt.: Orange-Farbe
Leit.: C:Boulderstone, G.Dransfield
Meth.: Hahnemann   Jahr: 1996
Orig.Mittel: Helios Pharmacy

Name: **Ourlianum / Parotidinum**
engl.: Nosode of Mumps
dt.: Mumps-Nosode
Leit.: K-J. Müller Jahr. 1998

126

Publ.: Eigenverlag   Meth.: Kontakt
Orig.Mittel: Homeoden

Name: **Oxalis acetosella**
engl.: Wood Sorel, Shamrock
dt.: Waldsauerklee   Leit.: Phoenix
Hom. Study Group Publ.: D. Riley
Meth.: Hahnemann
Orig.Mittel: Heel Pharmacy

Name: **Oxygenium**
engl.: Oxygen   dt.: Sauerstoff
Leit.: Marietta Honig   Jahr: 1995
Prüfer: 10   Meth.: Traum
Publ.: Hom. Links 96- 77
Orig.Mittel: Hoemeoden

Name: **Oxygenium**
engl.: Oxygen   dt.: Sauerstoff
Leit.: J. Scholten Prüfer: 1   Meth.: Einzel
Publ.: Scholten - Hom. and Elements,
ISBN 90-74817-05-X, Sticht.Alonissos
Orig.Mittel: Hoemeoden

Name: **Oxygenium**
engl.: Oxygen   dt.: Sauerstoff
Leit.: G. Ruster   Meth.: Kontakt
Publ.: http://members.aol.com/provings

Name: **Ozone**
engl.: Ozone gas   dt.: Ozon
Leit.: Anne Schadde   Jahr: 1994
Publ.: Verlag Müller & Steinicke
ISBN 3-87569-150-4
Orig.Mittel: Enzian-Apotheke

Name: **Palladium metallicum**
Leit.: S. Reis
Publ.: Archiv f. Homöopathik 1993, 2/4

Name: **Parthenium hysterophorus**
engl.: Bitter-broom Leit.: P. Vakil

Name: **Parthenium hysterophorus**
engl.: Bitter-broom
Leit.: A.I.Maishi, P.K.Shoukat Ali,
S.A.Chaghtai, G.Khan
Publ.: Brit.Hom.Journal 1998, 87(1):17-21

Name: **Penicillium**
Leit.: E.G. McIvor
Publ.: J.Am Inst. Homoeopathy 1980,
Sep:73(3)

Name: **Pernus canaliculus**
Leit.: E.G. McIvor
Publ.: Brit.Hom.Journal 80

Name: **Petroleum**
engl.: Crude Rock-oil   dt.: Steinöl
Leit.: J. Becker

Name: **Petroleum**
engl.: Crude Rock-oil   dt.: Steinöl
Leit.: C. Böttcher-Haase
Jahr: 1984   Ort: Deutschland
Publ.: ZKH 1991, 35(5): 203-12

Name: **Petroleum "Benzin"**
engl.: Benzin fuel   dt.: Benzin
Leit.: J. Becker

Name: **Petroleum "Diesel"**
engl.: Diesel fuel   dt.: Diesel
Leit.: J. Becker

Name: **Petroleum crudum**
engl.: Crude oil fuel dt.:
Leit.: J. Becker

Name: **Petroleum raffinatum**
engl.: Raffination of Crude Oil Fuel
Leit.: J. Becker

Name: **Phaseolarctos cinereus**
engl.: Koala   dt.: Koala
Leit.: P. Robbins

Name: **Phormium tenax**
engl.: New Zealand Flax
dt.: Neuseeländer-Flachs
Leit.: E.G. McIvor
Publ.: Brit.Hom.Journal 1.1980

Name: **Phyllanthus niruri**
Publ.: CCRH Quaterly Bull., 19 (1/2): 9-13,
1997

Name: **Phytolacca decandra**
engl.: Pokeweed   dt.: Kermesbeere
Leit.: J. Becker

Name: **Phytolacca decandra**
engl.: Pokeweed   dt.: Kermesbeere
Leit.: A. Wegener   Publ.: Z. Klass. Hom.
1993 Mar-Apr

Name: **Pieris brassicae**
engl.: Cabbage White   dt.: Kohlweißling
Leit.: K-J. Müller   Meth.: Seminar
Publ.: Eigenverlag „7 Schmetterlinge"
Orig.Mittel: eigen

Name: **Pilus equinus**
engl.: Horse hair   dt.: Pferdehaar
Leit.: Lidia Hogan und Anya Kropacz
Jahr: 1994

Name: **Pix lithantracis**
engl.: Tar of Hard Coal   dt.: Steinkohlenteer
Leit.: J. Becker

Name: **Placenta humana**
engl.: Placenta   dt.: Plazenta
Leit.: H.Eberle und F. Ritzer   Jahr: 1995
Meth.: Hahnemann   Prüfer: 18
Orig.Mittel: Helios Pharm.
Publ.: Unterlagen bei Autoren

Name: **Placenta suis**
engl.: Pig's Placenta   dt.: Schweineplazenta
Leit.: D. Riley

Name: **Platinum**
engl.: Platina   dt.: Platin
Leit.: O.A. Julian
Publ.: Proc. 35th LMHI Congress
Sussex,UK 1982 49-90

Name: **Plumbum**
engl.: Lead   dt.: Blei
Leit.: J. Becker

Name: **Plutonium**
Leit.: J. Sherr   Jahr: 1995
Publ.: Dynamis Books

Name: **Plutonium** nitricum
Leit.: H. Eberle und F. Ritzer   Jahr: 1995
Publ.: Links 4.95; Zus.fass.: Vermeulen II
Meth.: Hahnemann   Prüfer: 11
Orig.Mittel: Helios Pharm.
Publ.: Unterlagen bei Autoren

Name: **Polaris**
engl.: North Star Light   dt.: Licht des
Polarsterns   Leit.: J. Sherr
Publ.: Dynamis Books geplant
Meth.: Hahnemann
Orig.Mittel: Helios Pharmacy

Name: **Polystyrinum / = Polystyrolum**
engl.: Polystyrene   dt.: Styropor
Leit.: R. Sankaran   Meth.: Hahnemann
Prüfer: 9   Orig.Mittel: R.Sankaran
Publ.: "Provings" by Hom. Medical Publ.

Name: **Populus tremuloides**
engl.: American Aspen   dt.: Amerikanische
Zitterpappel   Leit.: P. Kuiper

Name: **Positronum**
Leit.: G. Ruster   Meth.: Kontakt
Publ.: http://members.aol.com/provings

Name: **Potentilla erecta**
engl.: Tormentil   dt.: Blutwurz
Leit.: D. Riley

Name: **Propanolol**
Leit.: P. Souk-Aloun   Publ.: Revue
Belge Hom. 1989; 41(2):19-33, Links 96-97

Name: **Propolis**
engl.: Bee-glue
Leit.: G.Borschel
Publ.: Dt.Journal f.Hom. 11(1) 1992: 65-69

Name: **Propolis**
engl.: Bee-glue
Leit.: E. Urban
Publ.: Proc. 42nd LMHI Congr. Virginia
USA 1987,152-7 u. ZKH 1985, 29(4):150-55

Name: **Pseudotsuga menziesii**
engl.: Douglas Fir Tree   dt.: Douglasie
128

Leit.: Steve Olsen Meth.: Hahnemann
Publ.: IFH Case Conference Book, 1996
u. „Trees and Plants", Legacy Publ.
dt.Ü.: Verlag K-J. Müller 1997
Orig.Mittel: Remedia, Glückauf, Dolisos-Ap.

Name: **Psilocybe caerulens Murray,
Variety Mazatecorum**
Leit.: D.F. Toledo

Name: **Pullus gallinaceus**
Leit.: A. Vrijiandt
Publ.: Similia Similibus Curentur 1979,9:1

Name: **Pyridoxinhydrochlorid**
Leit.: D. Riley

Name: **Quercus**
engl.: Oak   dt.: Eiche
Leit.: P. Kuiper

Name: **Quercus**
engl.: Oak   dt.: Eiche
Leit.: Marcella Girardi   Jahr: 1995

Name: **Quercus robur**
engl.: Common Oak   dt.: Stieleiche
Leit.: Rissa Carlyon, Bristol School of
Homeopathy   Jahr: 1996

Name: **Quercus robur**
engl.: Common Oak   dt.: Stieleiche
Leit.: Marcus Jost   Jahr: 1996
Publ.: Homöop. Verl., ISBN 3-931700-03-8
Meth.: Hahnemann
Orig.Mittel : Glückauf-Apotheke

Name: **Quercus e cortice**
engl.: Oak Bark   dt.: Eichenrinde
Leit.: Jeanette Groot   Jahr: 1997
Meth.: Hahnemann
Publ.: geplant von Homeopathic Links,
Projekt „Linking Trees" Harry van der Zee
Orig.Mittel: VSM, NL

Name: **Qillaya saponaria**
engl.: Chile Soap Bark Tree
dt.: Chilenischer Seifenbaum
Leit.: W. Glück   Jahr: 1995

Meth.: AMSE   Kleingruppe

Name: **Radium bromatum**
engl.: Bromide of Radium   dt.:
Radiumbromid   Leit.: D.M. Campbell
Publ.: Hom.Heritage 1993, Oct:18(10):609-11

Name: **Rattus rattus**
engl.: Rat   dt.: Hausratte
Leit.: Jayesh Shah   Jahr: 1995
Meth.: Hahnemann

Name: **Reserpinum**
engl.: Reserpine   dt.: Alkaloid von Rauwolfia serpentina
Leit.: H.Schmidramsl, B.Ostermayr, J.von Arnim   Publ.: AHZ 1997, 242(5): 179-83

Name: **Rubrum**
engl.: Red   dt.: Rot
Leit.: C:Boulderstone, G.Dransfield
Meth.: Hahnemann   Jahr: 1996
Orig.Mittel: Helios Pharmacy

Name: **Rhododendron chrysantum**
engl.: Yellow Snow Rose   dt.: Goldgelbe Alpenrose   Leit.: P. König und U. Santos
Publ.: Hom.Links 4/95   Jahr: 1993
dt.Ü.: Burgdorf Verl., ISBN 3-922345-75-1
Meth.: Traum   Prüfer: 12

Name: **Rhus glabra**
engl.: Smooth Sumach   dt.: Kahler Sumach
Leit.: P. Tominello
Publ.: Sydney College of Homeopathic Medicine

Name: **Rhus toxicodendron**
engl.: Poison Oak   dt.: Echter Giftsumach
Leit.: Martina Kottirsch

Name: **Ruthenium**
Leit.: K.Dam, Y.Lassauw, V.Kopsky, H.Wijtenburg   Meth.: Einzel
Publ.: Scholten - Hom. and Elements, ISBN 90-74817-05-X, Sticht.Alonissos
Orig.Mittel: VSM Geneesmiddelen

Name: **Riboflavinum**
engl.:   dt.: Riboflavin
Leit.: D. Riley

Name: **Rosa gallica**
engl.: Rose   dt.: Rose
Leit.: Nicky Pool   Jahr: 1994

Name: **Rosa gallica**
engl.: Rose   dt.: Rose
Leit.: Nancy Herrick   Publ.: Referenceworks

Name: **Rose**
Leit.: Chetna Shukla

Name: **Rosmarinus officinalis**
engl.: Rosmary   dt.: Rosmarin
Leit.: B. Long, P. Cayrel
Publ.: Revue Belge Hom. 1992 Jun;25(2):37-44 u. Dt.Journal f. Hom 1996, 15(1):83-87

Name: **Rubus chamaemorus**
engl.: Cloudberry   dt.:
Leit.: Kairon Institute   Jahr: 1993

Name: **Rubus chamaemorus**
engl.: Cloud Berry   dt.:
Leit.: Vivian Sjelie

Name: **Rubus idaeus**
engl.: Raspberry   dt.: Himbeere
Leit.: Y. Witchell, A. Mazzotti

Name: **Rubrum**
engl.: Red   dt.: Rot
Leit.: Boulderstone/ Dransfield
Orig.Mittel: Helios Ph.

Name: **Rudraksh**
Leit.: Chetna Shukla

Name: **Saccarum raffinatum**
engl.: Sugar from sugar beet
dt.: Rübenzucker   Leit.: J. Becker
Meth.: Traum/Seminar   Jahr: 1994
Publ.: J.Becker, W,Schmelzer - „Der raffinierte Zucker" bei Freib.Hom.Tage

Name: **Salix alba**
engl.: Silvery Willow   dt.: Silberweide
Leit.: Sue Ballance Jahr: 1997
Meth.: Hahnemann
Publ.: geplant von Homeopathic Links,
Projekt „Linking Trees" Harry van der Zee
Orig.Mittel: VSM, NL

Name: **Samarium oxydatum**
Leit.: J. Scholten   Ort: Niederlande
Meth.: Meditation/ Seminar Jahr: 1997
Publ.: geplant
Orig.Mittel: Dolisos Lab.

Name: **Sambucus nigra**
engl.: Elder   dt.: Schwarzer Holunder
Leit.: Teresa Bernard   Jahr: 1997
Meth.: Hahnemann
Publ.: geplant von Homeopathic Links,
Projekt „Linking Trees" Harry van der Zee
Orig.Mittel: VSM, NL

Name: **Sanguinaria canadensis**
engl.: Blood Root   dt.: Kanad.Blutwurzel
Leit.: R.Lasser, K.Bielau, T.Mayer
Jahr: 1991
Publ.: Homöopathie in Österreich 4/ 1991

Name: **Saraca indica**
engl.: Joanesia Asoca   dt.:
Leit.: J. und S. Kishore

Name: **Scorpio europaeus /= Euscorpio
italicus**   engl.: European scorpion
dt.: Europäischer Skorpion
Leit.: H.Eberle und F. Ritzer   Jahr: 1995
Meth.: Hahnemann Prüfer: 5
Orig.Mittel: Homeoden
Publ.: Unterlagen bei Autoren

Name: **Scutellaria laterifolia**
Leit.: J.P. Jansen , C. Hiwat Publ.: Centrum
voor Klassieke Homeopathie

Name: **Secale cornutum**
engl.: Ergot of Rye   dt.: Mutterkorn
Leit.: Jürgen Becker   Publ.: auf
Kassette bei Boller Homöopathiewoche

Name: **Secale cornutum**
engl.: Ergot of Rye   dt.: Mutterkorn
Leit.: Gnaiger, Bonin-Schulmeister
Jahr: 1993 Publ.: DocHom 1994,14: 175-82

Name: **Selenium**
engl.: Selen   dt.: Selen
Leit.: Y.Lassauw u. K. Dam
Prüfer: 2 Meth.: Einzel
Publ.: Scholten - Hom. and Elements,
ISBN 90-74817-05-X, Sticht.Alonissos
Orig.Mittel: Homeoden

Name: **Selenium**
engl.: Selen dt.: Selen   Leit.: G. Viera
Publ.: Europ.Journal für Hom. 7/98

Name: **Sepia officinalis**
engl.: Cuttlefish, Catfish   dt.: Tintenfisch
Leit.: Drexler, Parschalk   Jahr: 1985
Publ.: DocHom 1987, 8: 263-69

Name: **Sequoia sempervirens**
engl.: Redwood tree   dt.: Küsten-Sequoie
Leit.: K. Birch und J. Rockwell   Jahr: 1994
Publ.: A hom.prov. of Sequ.s., 1997

Name: **Sequoiadendron giganteum**
engl.: Inland Redwood   dt.: Mammutbaum
Leit.: K-J. Müller   Jahr: 1996
Publ.: Eigenverlag
Meth.: Kontaktprüfung
Orig.Mittel: Salvator-Apotheke

Name: **Serinus canaria**
engl.: Canary (bird) dt.: Kanarienvogel
Leit.: K-J. Müller Jahr. 1997
Publ.: Eigenverlag Meth.: Kontakt
Orig.Mittel: Salvator Apotheke

Name: **Silicea**
engl.: Silica, Pure Flint   dt.:
Siliciumdioxid, Quarzkieselsäure
Leit.: Martina Kottirsch

Name: **Simulium makara**
engl.: Midge fly   dt.: Kriebelmücke
Leit.: Kairon Institute   Jahr: 1993

Name: **Smaragdus**
engl.: Emerald   dt.: Smaragd
Leit.: London College of Homeopathy
Jahr: 1996   Publ.: Eigenverlag

Name: **Sol britannica**
engl.: British Sun   dt.: Englische Sonne
Leit.: J.L. Daws, D. Scriven

Name: **Sol eclipsium**
engl.: Solar Eclipse Ray
dt.: Sonnenfinsternisstrahlen
Leit.: B.N. Chakravarty   Publ.: Proc. 35th
LMHI Congr. Sussex, UK 1982, 392-397

Name: **Solanum tuberosum**
engl.: Potato   dt.: Kartoffel
Leit.: Wilhelmer, Faes   Jahr: 1995
Publ.: DocHom 1996, 16: 261-72

Name: **Stannum**
engl.: Tin   dt.: Zinn   Leit.: J. Becker

Name: **Delphinium staphisagria**
engl.: Stavesacre   dt.: Stephanskraut,
Rittersporn   Leit.: Boll   Publ.: auf
Kassette bei Boller Homöopathiewoche

Name: **Delphinium staphisagria**
engl.: Stavesacre   dt.: Stephanskraut
Leit.: M.H. Pelt
Publ.: Seminarunterlagen Continual
Education Seminar at the SHO 1994:2

Name: **Staphylococcus nosode**
Leit.: D. Riley

Name: **Streptococcus nosode**
Leit.: D. Riley

Name: **Streptomycin sulfate** (Tox.)
Leit.: P. Vakil

Name: **Strontium carbonicum**
engl.: Carbonate of Strontium
dt.: Strontiumkarbonat
Leit.: R. Sankaran   Meth.: Hahnemann
Prüfer: 10   Jahr: 1995
Publ.: "Provings" by Hom. Medical Publ.

Name: **Strophantus hispidus**
engl.: Kombé seed   dt.:
Leit.: H.Schmidramsl, B.Ostermayr, J.von
Arnim   Publ.: AHZ 5/6 1993

Name: **G-Strophantinum**
Leit.: H.Schmidramsl, B.Ostermayr, J.von
Arnim
Publ.: AHZ 1993, 238(3): 106-09

Name: **Succinicum acidum**
engl.: Succinic acid   dt.: Bernsteinsäure
Leit.: D. Riley

Name: **Succinicum acidum**
engl.: Succinic acid   dt.: Bernsteinsäure
Leit.: J. Becker

Name: **Succinicum acidum**
engl.: Succinic acid   dt.: Bernsteinsäure
Leit.: P. König, F. Swoboda   Jahr: 1985
Prüfer: 42   Publ.: DocHom 1985, 6: 239-63
u. Brit.Hom.Journal 1987 (76/ 1): 19-29

Name: **Succinum**
engl.: Amber   dt.: Bernstein
Leit.: Nuala Eising   Jahr: 1996
Publ.: Eigenverlag 1998
Meth.: Hahnemann   Prüfer: 22
Orig.Mittel: Helios Pharmacy

Name: **Sulphur**
engl.: Sulphur   dt.: Sublimierter Schwefel
Leit.: J. Becker   Publ.: Homöopathische
Einblicke

Name: **Symphytum officinale**
engl.: Comfrey   dt.: Beinwell
Leit.: D. Riley

Name: **Tamarindus indica**
engl.: Pulp of Tamarind Fruit   dt.:
Tamarinde
Leit.: P. Vakil
Publ.: "Provings and Clinical Symptoms of
New, Old and Forgotten Remedies" von
Prakesh Vakil

Name: **Tantalum metallicum**
engl.: Tantal   dt.: Tantal
Leit.: Jayesh Shah   Jahr: 1995
Meth.: Seminar

Name: **Tantalum metallicum**
engl.: Tantal   dt.: Tantal
Leit.: Y.Lassauw, K.Dam
Prüfer: 2   Meth.: Einzel
Publ.: Scholten - Hom. and Elements,
ISBN 90-74817-05-X, Sticht.Alonissos
Orig.Mittel: Dolisos Lab.

Name: **Taraxacum officinale**
engl.: Dandelion   dt.: Löwenzahn
Leit.: Körner, Körner, Rauch   Jahr: 1994
Publ.: DocHom 1995, 15: 211-229

Name: **Lycosa tarentula / = Tarentula hispanica**
engl.: Spanish Spider   dt.: Tarantel
Leit.: V.M.Nagpaul, I.M.Dhawan,
A.K.Vichitra, D.P.Rastogi   Jahr: 1994
Publ.: Brit.Hom.Journ. 1989, 78(1): 19-26

Name: **Taxus baccata**
engl.: Yew   dt.: Eibe
Leit.: J.P. Jansen, J. Sherr   Jahr: 1996
Meth.: Hahnemann
Publ.: Dynamis Books, geplant
dt.Übers.: Fagus Verlag

Name: **Taxus brevifolia**
engl.: Pacific Yew Tree   dt.: Pazifische Eibe
Leit.: Steve Olsen
Publ.: „Trees and Plants", Legacy Publ.
dt.Ü.: Verlag K-J. Müller 1997
Orig.Mittel: Remedia, Glückauf, Dolisos-Ap.
Meth.: Hahnemann

Name: **Technetium**
Leit.: J. Scholten   Ort: Deutschland
Meth.: Meditation/ Seminar   Jahr: 1996
Publ.: geplant
Orig.Mittel: VSM Geneesmiddelen

Name: **Terebinthina laricina**
engl.: Oil of Turpentine from Larch
dt.: Lärchen- Terpentin   Leit.: D. Riley

Name: **Terra**
engl.: Earth (sandy soil of clay of Bavarian
Forest)   dt.: Erde (sandiger Lehmboden,
bayr.Wald)   Leit.: H.Eberle und F. Ritzer
Jahr: 1998   Meth.: Hahnemann   Prüfer: 13
Orig.Mittel: Helios
Publ.: Unterlagen bei Autoren

Name: **Tetanus toxin**
Leit.: P.N. Pai   Jahr: 1964-5
Publ.: Hahnemannian Gleanings, May 1971

Name: **Tetracyclinum**
engl.: tetracycline antibiotic   dt.: Tetracyclin
Leit.: B. Peisker   Meth.: Kontakt
Prüfer: 7   Orig.Mittel: Homeoden
Publ.: beim Autor

Name: **Thea chinensis**
engl.: Tea   dt.: Teestrauch
Leit.: D. Chabra   Publ.: veröffentlicht

Name: **Theridion**
engl.: "Orangespider"   dt.: "Orangespinne"
Leit.: Gabi Trabold u.a.
Publ.: auf Kassette bei Boller
Homöopathiewoche & Hom.Einblicke

Name: **Theridion**
engl.: "Orangespider"   dt.: "Orangespinne"
Publ.: CCRH Quat.Bull., 18(1/2): 9-11, 1996

Name: **Thiaminum hydrochloricum**
engl.:   dt.: Thiaminchlorid
Leit.: D. Riley

Name: **Tinea spec.**
engl.: Ringworm Nosode
dt.: Hautpilznosode
Leit.: R. Sankaran   Meth.: Seminar
Prüfer: 300   Jahr: 1993
Publ.: Zusammenfassung in „Substance of
Homeopathy": Homeopathic Medical Publ.
Orig.Mittel: Hahnemann Clinic Pharmacy
California

Name: **Thioctic acid**
engl.: Alpha lipoic acid
Leit.: D. Riley   Publ.: Referenceworks

Name: **Thuja occidentalis**
engl.: Arbor vitae   dt.: Lebensbaum
Leit.: J. Becker

Name: **Thyrallis glauca (Galphimia glauca)**   Leit.: D. Riley

Name: **Thyreoidinum**
dt.: Schilddrüsenhormon   Jahr: 1992
Leit.: Dibelka, Wirth, Sallaberger

Name: **Tilia europaea**
engl.: Linden Tree, Common Limetree
dt.: Linde   Leit.: B.Preston, K.Parker,
R.Calyon, R.Bannan

Name: **Tilia cordata**
engl.: Linden Tree, Common Limetree
dt.: Linde   Leit.: R.Bannan   Meth.: Seminar
Publ.: Homöopathie Verlag, ISBN 3-937100-02-X   Jahr: 1995   Prüfer: 31
Orig.Mittel: Glückauf-Apotheke u. Helios

Name: **Triticum aestivum**
engl.: Wheat   dt.: Weizen   Leit.: S. Swan
Publ.: Hom. Heritage 1991 Nov 16

Name: **Triticum aestivum**
engl.: Wheat   dt.: Weizen
Leit.: Thomas Peinbauer   Jahr: 1997
Meth.: AMSE   Kleingruppe
Orig.Mittel: Salvator-Apotheke

Name: **Tuberculinum**
engl.:   dt.: Rindertuberkulose
Leit.: T.P. Paschero
Publ.: J. Am. Inst. Homeopathy 1986 Dec

Name: **Tuberculinum**
engl.:   dt.: Rindertuberkulose
Leit.: J. Becker   Publ.: auf Kassette bei
Boller Homöopathiewoche

Name: **Tuberculinum Koch**
engl.: Tuberculosis
dt.: Menschentuberkulose   Leit.: J. Becker

Name: **Tungstenium metallicum**
engl.: Tungsten   dt.: Wolfram

Leit.: D. Chabra   Jahr: 1995

Name: **Tungstenium metallicum**
engl.: Tungsten   dt.: Wolfram
Leit.: Annette Bond   Jahr: 1994
Publ.: ISBN 0-9530392-0-X
Orig.Mittel: Helios Pharmacy

Name: **Tungstenium metallicum**
engl.: Tungsten   dt.: Wolfram
Leit.: J. Scholten   Prüfer: 15
Meth.: Traum   Jahr: 1993
Publ.: Similia Similibus Curentur,
1993;23/3:15-17 und:
Scholten - Hom. and Elements,
ISBN 90-74817-05-X, Sticht.Alonissos
Orig.Mittel: Dolisos Lab.

Name: **Tylophora indica**
Leit.: J. Kishore

Name: **Ulmus campestris**
engl.: Slippery Elm   dt.: Feldulme
Leit.: Jean Pierre Jansen   Jahr: 1997
Meth.: Hahnemann
Publ.: geplant von Homeopathic Links,
Projekt „Linking Trees" Harry van der Zee
Orig.Mittel: VSM, NL

Name: **Uranium metallicum**
engl.: Uranium   dt.: Uran
Leit.: H. Eberle und F. Ritzer   Jahr: 1995
Meth.: Hahnemann   Prüfer: 19
Orig.Mittel: Schmidt-Nagel
Publ.: Unterlagen bei Autoren; J.Sherr -
Dynamic Provings II in Vorbereitung

Name: **Urina equina**
engl.: Horse´s Urine (stallion of Bavarian
Crossbreed)   dt.: Pferdeurin (Hengst, bayr.
Warmblut)   Leit.: H. Eberle und F. Ritzer
Jahr: 1997   Meth.: Hahnemann   Prüfer: 10
Orig.Mittel: Helios
Publ.: Unterlagen bei Autoren

Name: **Urtica dioica**
engl.: Stingnettle   dt.: Brennessel
Leit.: K-J.Müller   Jahr: 1997
Publ.: Eigenverlag   Meth.: Kontakt

Name: **Urtica urens**
engl.: Lesser nettle   dt.: Kleinere
Brennessel   Leit.: R. Bannan

Name: **Urtica urens**
engl.: Lesser nettle   dt.: Kleinere
Brennessel   Leit.: D. Riley

Name: **UV- Licht**
engl.: UV- Light   Leit.: K.Löbisch
Prüfer: 33, blind
Orig.Mittel: Rayon-UVL, Schmidt-Nagel

Name: **Vanessa urtica / Aglais urticae**
engl.: Small tortoise shell butterfly
dt.: Kleiner Fuchs (Schmetterling)
Leit.: Nuala Eising   Jahr: 1997
Publ.: wird im Eigenverlag erscheinen
Meth.: Hahnemann   Prüfer: 30
Orig.Mittel: Helios Pharmacy

Name (lokal): „**Veintiquattro**"
lat.: **Paraponera calvata** od. **Dinoponera grandis ?**
engl.: a 3 cm large poisonous ant from
Venezuela   dt.: eine venezuelanische 3 cm
große sehr giftige Ameise
Leit.: W. Glück   Jahr: 1996
Meth.: AMSE   Kleingruppe
Orig.Mittel: Salvator-Apotheke

Name: **Venus Stella Errans**
engl.: light from planet Venus
dt.: Licht vom Planeten Venus
Leit.: C.Wilkinson   Jahr: 1996
Publ.: <http://www.creation.1way.co.uk
/venus.htm>
Orig.Mittel: Helios Ph.

Name: **Ventus/ Auster eurus**
engl.: Wind/ Southwest Gale
dt.: Wind/ Südwest-Sturm
Leit.: Nuala Eising   Jahr: 1996
Meth.: Hahnemann   Prüfer: 15
Publ.: wird im Eigenverlag erscheinen
Orig.Mittel: Helios Pharmacy

Name: **Veratrum album**
engl.: White Hellebore   dt.: Weißer Germer

Leit.: R. Bannan

Name: **Veratrum album**
engl.: White Hellebore   dt.: Weißer Germer
Leit.: J. Becker

Name: **Veronica officinalis**
engl.: Speedwell   dt.: Echter Ehrenpreis
Leit.: D. Riley
Publ.: Brit.Hom.Journ. 1995, 84(3): 144-48

Name: **Vespa germanica**
engl.: Wasp   dt.: eine Wespe
Leit.: J. Becker   Jahr: 1993
Meth.: Seminar   Prüfer: ca 25
Publ.: Eigenverl. Inst.f.Hom.Heilmittelf.

Name: **Vibhuti**
engl.: Sai Baba's materialised Ashes
dt.: Materialisierte Asche von Sai Baba
Leit.: Henry Jezewski   Jahr: 1994

Name: **Vincetoxicum hirundinaria =
V.officinalis / Asclepias vinc.**
engl.: Swallow-wort   dt.: Weiße
Schwalbenwurz
Leit.: W. Glück   Jahr: 1988
Meth.: Hahnemann   Prüfer: 6
Publ.: Biol.Medizin 17 Jg./ 4, 1988
u. Doc.Hom.9 (1988) 289-93

Name: **Vincetoxicum hirundinaria /
Asclepias vinc.**   engl.: Swallow-wort
dt.: Weiße Schwalbenwurz
Leit.: Kühnen   Jahr: 1987
Publ.: DocHom 1988, 9: 289-93

Name: **Viola odorata**
engl.: Sweet-scented Violet
dt.: Märzveilchen
Leit.: K. Dam
Publ.: Simillima 1994; 2: 204-207

Name: **Violett**
engl.: Purple   dt.: Violett
Leit.: C:Boulderstone, G.Dransfield
Meth.: Hahnemann   Jahr: 1996
Orig.Mittel: Helios Pharmacy

Name: **Vipera berus**
engl.: Common Viper   dt.: Kreuzotter
Leit.: J. Becker   Publ.: auf Kassette bei
Boller Homöopathiewoche

Name: **Vipera berus**
engl.: Common Viper   dt.: Kreuzotter
Leit.: K.Löbisch Prüfer: 12
Publ.: Hom.Einblicke 98
Orig.Mittel: DHU

Name: **Vipera redi**
engl.: a Viper   dt.: eine Schlange
Leit.: J. Shah   Meth.: Seminar

Name: **Viridum**
engl.: Green   dt.: Grün
Leit.: C:Boulderstone, G.Dransfield
Meth.: Hahnemann   Jahr: 1996
Orig.Mittel: Helios Pharmacy

Name: **Vitis vinifera**
engl.: Vine dt.: Weinrebe
Leit.: K-J. Müller   Jahr. 1997
Publ.: Eigenverlag   Meth.: Kontakt
Orig.Mittel: DHU

Name: **Vitis vinifera cum fructum**
        - Spätburgunder / Ahr
engl.: Vine dt.: Weinrebe
Leit.: Jürgen Weiland   Jahr. 1997
Meth.: Hahnemann Prüfer: 10
Publ.: geplant in Fagus-Verl. 1999
Orig.Mittel: Löwen-Apotheke

Name: **Vulpes vulpes**
engl.: Fox blood   dt.: Fuchsblut (♀)
Leit.: Nuala Eising   Jahr: 1995
Meth.: Hahnemann   Prüfer: 17
Publ.: wird im Eigenverlag erscheinen
Orig.Mittel: Helios Pharmacy

Name: **Yttrium metallicum**
Leit.: J. Scholten   Ort: Niederlande
Meth.: Meditation/ Seminar Jahr: 1993
Publ.: geplant
Orig.Mittel: VSM Geneesmiddelen

Name: **Zincum metallicum**
engl.: Zinc dt.: Zink
Leit.: J. Becker

Name: **Zincum metallicum**
engl.: Zinc dt.: Zink
Leit.: D. Riley

Name: **Zirconium**
engl.: Zirconium dt.: Zirkon
Leit.: Studenten, Hom.College Wageningen
Prüfer: 5 Meth.: Traum   Jahr: 1993
Publ.: Scholten - Hom. and Elements,
ISBN 90-74817-05-X, Sticht.Alonissos
Orig.Mittel: Dolisos Lab.

Prüfungen von Blüten- und Mineralessenzen:

Die folgenden Mittel sind zwar nach homöopathischen Regeln geprüft (in verschiedenen Intensitäten, wobei Stufe 3 eine Prüfung mit mehr als 10 Personen und über zwei Wochen bedeutet), jedoch sind die Substanzen nicht verrieben und verschüttelt, sondern als „Essenzen" nach den Regeln des englischen Homöopathen Edward Bach hergestellt.

Nähere Informationen, Orig.Mittel und Prüfunterlagen bei:
Eileen Nauman <docbones@sedona.net>
http://www.medicinegarden.com
"THE MEDICINE GARDEN"

Name: **Achillea filipendulina**
engl.: Yarrow, yellow (Compositae)

Name: **Achillea millefolium**
engl.: Yarrow, white (Compositae)

Name: **Achillea rosea**
engl.: Yarrow, red, paprika (Compositae)

Name: **Agave chrysantha /= A. palmeri chrys.** engl.: Century Plant, Golden Flowered Agave (Agavaceae/ Agave fam.)
Name: **Amygdalus communis**
engl.: Almond Tree, Carmel, blossom (Rosacae)

Name: **Amaryllis belladona**
engl.: Amaryllis pink/white (Amaryllidacae)

Name: **Anemone coronaria**
engl.: Anemone „de Caen", red/black (Ranunculaceae)

Name: **Anthurium andraeanum**
engl.: Anthurium, red (Araceae)

Name: **Aquilegia chrysantha**
engl.: Colville's Columbine, pale yellow (Ranunculaceae)

136

Name: **Aquilegia formosa**
engl.: Crimson Columbine, yellow/red (Ranunculaceae)

Name: **Argemone polyanthemos**
engl.: Crested Prickle Poppy (Papaveraceae/ Poppy family)

Name: **Armeria caespitosa**
engl.: Sea Pink „Thrift" (Plumbaginaceae)

Name: **Arnica cordifolia Hook**
engl.: Heartleaf Arnica, Leopard's Bane (Compositae)

Name: **Bellis perennis**
engl.: English Daisy dt.: Gänseblümchen (Compositae)

Name: **Berberis haematocarpa**
engl.: Barberry, Hollygrape (Berberidaceae/ Barberry family)
Name: **Calendula officinalis**
engl.: Calendula, yellow dt.: Ringelblume (Compositae)

Name: **Calochortus albus**
engl.: White Mariposa Lily, Fairy Lantern (Liliaceae)
Name: **Calycoseris wrightii**
engl.: White Tackstem (Compositae/Sunflower family)

Name: **Castilleja chromosa**
engl.: Desert Paintbrush (Scrophulariaceae/Snapdragon or Figwort f.)

Name: **Catalpa bignonioides**
engl.: Southern Catalpa tree (Bignoniaceae/ Bignonia family)

Name: **Cereus giganteus /= Carnagiea gigantea** engl.: Saguaro Cactus (Cactaceae/ Cactus family)

Name: **Chrysanthemum maximum**
engl.: Shasta Daisy „Esther Read" (Compositae)

Name: **Dianthus plumarius**
engl.: Cottage Pinks, pink/red
(Caryophyllaceae)

Name: **Datura meteloides**
engl.: Sacred Datura
(Solanaceae/ Nightshade or Potato family)

Name: **Dicentra spectabilis**
engl.: Bleeding Heart, pink
(Fumariaceae)

Name: **Dimorphoteca spec.**
engl.: Africa Daisy, yellow with black ring
(Compositae)

Name: **Dracaena fragrans**
engl.: Ti "corn" plant (Hawaii)
(Agavaceae)
Name: **Echinocereus engelmanii**
engl.: Strawberry Hedgehog
(Cactaceae/ Cactus family)

Name: **Epilobium angustifolium**
engl.: Fireweed   dt.: Schmalbättriges
Weidenröschen
(Onagraceae/ Evening Primrose family)

Name: **Erigeron spec.**
engl.: Aster, purple, „Showy Aster"
(Compositae)

Name: **Erigonum abertianum**
engl.: Erigonum Abertianum „Venus"
(Polygonaceae/ Buckwheat family)

Name: **Eustoma grandiflorum/= Lisianthus
russellianus**   engl.: Lithansus „Echo Blue"
(Gentianaeae)

Name: **Fouquieria splendens**
engl.: Ocotillo
(Fouquieriaceae/ Ocotillo family)

Name: **Gallardia pulchella**
engl.: Blanket Flower
(Compositae/ Sunflower family)

Name: **Gutierrezia sarothrae**
engl.: Broom Snakeweed
(Compositae/Sunflower family)

Name: **Iris ensata**
engl.: Iris, bearded yellow
(Iridaceae)

Name: **Kallstroemia grandiflora**
engl.: Arizona Poppy
(Zygophyllaceae / Caltrop family)

Name: **Larrea tridentata/= L.divaricata**
engl.: Creosote Bush (chapparal)
(Zygophllaceae/ Caltrop family)

Name: **Lesquerella gordonii**
engl.: Bladderpod
(Cruciferae/ Mustard family)

Name: **Lilium spec. „Division 9"**
engl.: Oriental Lily, pink, „Stargazer"
(Liliaceae/ Lily family)

Name: **Magnolia g. „Samuel Sommer"**
engl.: Magnolia Tree blossom
(Magnoliaceae)

Name: **Mammillaria microcarpa**
engl.: Pincushion Cactus
(Cactaceae/ Cactus family)

Name: **Melampodium leucanthum**
engl.: Blackfoot Daisy
(Compositae/Sunflower family)

Name: **Mimulus guttatus**
engl.: Common Monkey Flower
(Scrophulariaceae/Snapdragon or Figwort f.)

Name: **Oenothera caespitosa**
engl.: Stemless Primrose, white
(Onagraceae/ Evening Primrose family)

Name: **Oenothera primiveris**
engl.: Yellow Evening Primrose
(Onagraceae/ Evening Primrose family)

Name: **Oenothera speciosa childsii**
engl.: Pink Primrose, Mexican Evening
Primrose
(Onagraceae/ Evening Primrose family)

Name: **Orchidea**...
engl.: Phalaenopsis 3727/3280, lavender
(Orchidaceae/ Orchid family)

Name: **Orchidea**...
engl.: Butterfly Orchid "Gower Ramsey
(Orchidacea)

Name: **Orchidea**...
engl.: Phalaenopsis "Stone Pinto"
(Orchidacea)

Name: **Orthocarpus purpurascens**
engl.: Owl Clover, purple
(Scrophulariaceae/Snapdragon or Figwort f.)

Name: **Opuntia phaecantha discata**
engl.: Prickly Pear
(Cactaceae)

Name: **Paeonia suffruticosa**
engl.: Tree Peony, pink
(Paeoniaceae)

Name: **Penstamon pseudospectabilis**
engl.: Pink Penstamon (Arizona)
((Scrophulariaceae/Snapdragon or Figwort f.)

Name: **Populus fremontii**
engl.: Fremont Cottonwood
(Salicaceae/ Willow family)

Name: **Prunus armeniae**
engl.: Apricot Tree "Floragold"
(Rosaceae)

Name: **Prunus persica**
engl.: Peach Tree blossom, pink, „Redhaven"
(Rosaceae)

Name: **Prunus persica nucipersica**
engl.: Nectarine Tree blossom, pink,
„Empress"   (Rosaceae)

Name: **Prunus spec.**
engl.: Sour Cherry Tree blossom „Early
Richmond"   (Rosacea)

Name: **Prunus spec.**
engl.: Bing Cherry Tree blossom
(Rosaceae)

Name: **Phacelia crenulata**
engl.: Scorpionweed, Wild-Heliotrope
(Hydrophyllaceae/ Waterleaf family)

Name: **Pyrus communis**
engl.: Pear Tree blossom, white, „Le Conte"
(Rosaceae)

Name: **Rosa floribunda**
engl.: Rose „Astarte", lavender
(Rosaceae)

Name: **Salix s. m. „Navajo"**
engl.: Willow Tree, Globe Navajo Willow
(Salicaceae)

Name: **Sequoia gigantea**
engl.: Sequoia Tree, Sequoiadendron
(Taxodiaceae)

Name: **Solidago canadensis**
engl.: Canada Goldenrod
dt.: Kanadische Goldrute
(Compositae/ Sunflower family)

Name: **Sphaeralcea ambigua**
engl.: Desert Globemallow, orange
(Malvaceae/ Mallow family)

Name: **Syringa vulgaris**
engl.: Lilac, purple   (Oleaceae)

Name: **Xerophyllum tenax**
engl.: Beargrass, Pursh, Nutt.
(Liliaceae)

Name: **Yucca baccata**
engl.: Banana Yucca, Spanish Bayonet
Yucca   (Agavaceae/ Agave family)

GEMSTONE ESSENCES

Name: engl.: Agate

Name: Succinum
engl.: Amber dt.: Bernstein

Name: engl.: Amethyst dt.: Amethyst

Name: engl.: Apatite dt.: Apatit

Name: engl.: Aquamarine dt.: Aquamarin

Name: engl.: Aventurine (green)

Name: engl.: Bloodstone

Name: engl.: Citrine dt. Zitrin

Name: engl.: Chyrsoprase dt.: Chrysopras

Name: **Corallium rubrum**
engl.: Coral (red) dt.: rote Koralle

Name: **Smaragdus**
engl.: Emerald dt. Smaragd

Name: engl.: Fire Opal dt.: Feueropal
Name: engl.: Flint dt.: Feuerstein

Name: engl.: Fluorite dt.: Fluorit

Name: **Granatum**
engl.: Garnet dt.: Granat

Name: engl.: Haematite dt.: Bluteisenstein

Name: engl.: Jade dt.: Jade

Name: **Lapislazuli**
engl.: Lapislazuli, Lasurite dt.: Lapislazuli

Name: engl.: Moldavite

Name: engl.: Moonstone dt.: Mondstein

Name: engl.: Obsidian dt.: Obsidian

Name: engl.: Opal dt.: Opal

Name: engl.: Peridot dt. Peridot

Name: engl.: Pyrite dt.: Pyrit

Name:
engl.: Petrified Wood dt.: Versteinertes Holz

Name: engl.: Red Jasper dt.: roter Jaspis

Name:
engl.: Rhodochrosite dt.: Rhodochrosit

Name: engl.: Rose Quartz dt.: Rosenquarz

Name: engl.: Rutilated Quartz dt. Rutilquarz

Name: engl.: Ruby dt.: Rubin

Name: engl.: Sapphire dt.: Saphir

Name: **Sequoia gigantea petrificum**
engl.: Petrified Sequoia (fossil from Lesbos,
Greece) dt.: versteinerter Mammutbaum aus
Lesbos (Taxodiaceae)

Name: engl.: Smoky Quartz dt.: Rauchquarz

Name: engl.: Sodalite

Name: engl.: Tiger's Eye dt.: Tigerauge

Name: engl.: Topaz dt.: Topas

Name: engl.: Tourmaline dt.: Turmalin

Name: engl.: Unakite

Liste der Prüfungsleitungen, Verlage,
Publikationsorgane und Apotheken:

Ache, Österreich
Ainsworths Homeopathic Pharmacy, 40-44
    High Street, Caterham, Surrey CR3 5UB,
    England, Fax +44-71-4864313
AHZ = Allgemeine Homöopathische
    Zeitung, K.F.Haug Verlag, Postf.
    102869, D-69018 Heidelberg,
    Deutschland, Fax +49-6221-489-410
American Institute of Homeopathy
Sunil Anand, Indien
P.Andersch-Hartner, Österreich
Archiv für Homöopathik, Dynamis-Verlag
H.Schmidramsl, B. Ostermayr, J. von Arnim
Melissa Assilem, Boston House, 3430
    Boston Ave., Oakland, CA 94602, USA
Izzy Azgad und Rosalind Floyd, England
Sue Ballance, Neuseeland
Robert Bannan, Na Fiserce 2, 160 00 Prague
    6, Tschechische Republik
B.Preston, K.Parker, R.Calyon, R.Bannan,
    Tschechien
Jürgen Becker, Zähringer Str. 349, D-79108
    Freiburg, Deutschland, Fax +49-761-
    52094
G. Bedayn, USA
Teresa Bernard, USA
E.W. Berridge
K. Bielau, Österreich
Biologische Medizin, Zeitschrift
K. Birch und J. Rockwell, USA
C. Richardson Boedler, USA
Boller Homöopathiewoche, Kassetten, Fax
    +49-7164-12769
Martin Bomhardt, Deutschland
Annette Bond, c/o The Society of
    Homeopaths, 2 Artizan Rd.,
    Northampton NN1 4UH, England
Ruth Bonin-Schulmeister, Österreich
Ellen Boning, Deutschland
G.Borschel, Deutschland
C. Böttcher-Haase und U. Respondek,
C. Böttcher-Haase, H.Lido, Martin Stübler
Donald Brown u. Andrew Lange, USA
Catherine Boulderstone, GB
Bristol School of Homeopathy
The British Homeopathic Journal

Burgdorf Verlag, Göttingen, Deutschland
D.M. Campbell
Rissa Carlyon,
P. Cayrel, B. Long
Central Council for the Research in
    Homeopathy, O.P.Verma, B 1/6,
    Community Centre, Janak Puri, New
    Delhi, Indien
Centrum voor Klassieke Homeopathie
Dyvia Chabra, Indien
B.N. Chakravarty
D.H. Chand, Indien
S.Chase, USA
Sujit Chatterjee
Clayton Collyer und Jackie Davis, England
Kees Dam, Niederlande
J.L. Daws, D. Scriven, England
L.Deacon und A. Ribot-Smith, GB
Deutsches Journal für Homöopathie,
    Barthel&Barthel Verlag, ISSN 0721-
    8974
DHU = Deutsche Homöopathie-Union,
    Dokumentation & Bibliothek, Postfach
    41 02 80, D-76202 Karlsruhe,
    Deutschland, Fax +49-721-4093-244,
    email: med.wiss.service@dhu.de
Deutsche Homöopathische Monatsschrift
Dibelka, Österreich
B. Digby, Südafrika
DocHom = Documenta Homoeopathica,
    Österreich
Dolisos-Apotheke, Genf, Schweiz, Fax +41-
    223-435510
Dolisos Laboratoires, Paris, Frankreich, Fax
    +33-1-42716002
Gill Dransfield, Penvith Farmhouse, St
    Martin by Looe, Cornwall PL13 1NZ,
    England
Drexler, Parschalk, A-, Österreich
Dutch Foundation for Homeopathic
    Education, Niederlande
Dynamis Books, 6 North Malvern Rd.,
    Malvern, Worcester W14 4LT, England,
    Fax +44-1684-892-764
H. Eberle u. F. Ritzer, Rathausstr. 6, D-
    83022 Rosenheim, Deutschland, Fax
    +49-8031-14849 bzw.: Hochsteinstr. 10,
    D-94034 Passau, Fax +49-851-40486
Witold Ehrler

Remedia-Apotheke, Hauptstr. 4, A-7000
 Eisenstadt, Österreich, Fax +43-2682-
 62654-72
Resonance,
U. Respondek, Niederlande
Revue Belge Homeopath, Belgien
M. Richter, Deutschland
Marco Riefer, Prinz-Eugen-Str. 4, D-79102
 Freiburg, Deutschland
David S. Riley, 539 Harkle Road, Suite A,
 Santa Fe, N. M. 87505, USA, Fax +1-
 505-989-3236, email:
 <dsriley@integrativemed.org>
P. Robbins
A. Rohrer, Österreich
Michael Ruoff
Gerhard Ruster, Türkenstr. 15, D-66111
 Saarbrücken, Deutschland, email:
 Tarentula@aol.com,
 http://members.aol.com/provings
Sallaberger, Österreich
Salvator Apotheke (Remedia), Robert Münz,
 Hauptstr. 4, A-7000 Eisenstadt,
 Österreich, Fax +43-2682-62654, email:
 remedia@bnet.at
Rajan Sankaran, 20 Station Rd, Santa Cruz
 (W), Bombay 400 054, Indien, Fax:
 0091-22-6045637, email:
 sankaran@bom3.vsnl.net.in
Uta Santos-König, Österreich
Anne Schadde, Nymphenburger Str. 122,
 80636 München, Deutschland, Fax 089-
 1236494
E. Schindler
B. Schmid, Österreich
Schmidt-Nagel, Laboratoire homéopathique,
 27, rue du Pré-Bouvier CP 310, CH-1217
 Meyrin 1/ Genf, Schweiz, Fax +41-22-
 7850252
Schmutzer, Österreich
Jan Scholten, Niederlande, email:
 mail@alonissos.demon.nl
The School of Homoeopathic Medicine,
 Darlington, England
Elisabeth Schulz, Erikastr. 98, D-20251
 Hamburg, Deutschland
Bernd Schuster, Deutschland, email:
 BSchuster@compuserve.com

Jayesh Shah, Indien, email:
 jayeshdr@bom5.vsnl.net.in
Jonathan Shore,
Chetna Shukla, Indien
Similia Similibus Curentur, Dutch/Flemish
 Journal for Homeopathic Doctors
Simillima
Vivian Sjelie, Norwegen
T. Smith, England
A. Stadler
Phou Souk-Aloun, 6 avenue d'Emmanuel
 d'Alzon, F-30120 Le Vigan, Frankreich,
 Fax +33-67817449, email:
 drsouk@wanadoo.fr
Christopher Sowton, Kanada
Stichting Alonnisos, Servaasbolwerk 13, NL-
 3512 NK Utrecht, Niederlande, Fax +31-
 3023-40211, email: alonnissos@tip.nl
Stoschitzky, Österreich
S. Swan
Franz Swoboda
Sydney College of Homeopathic Medicine
R.M. Theobald
Alize Timmermann, Hahnemann Institut
 Nederland, Jan-van-Nassau-Straat 26,
 NL-2596 BT Den Haag, Niederlande,
 Fax 0031-703242020
David Flores Toledo, Mexiko
P. Tominello, Australien
Tscherteu, Österreich
Peter Tuminello, Österreich
H.Unger
E. Urban,
Paresh Vasani Tothey, Indien
A.E. Vakil, V.E.Vakil, A.S.Nanabhal, Indien
Prakesh Vakil, Indien
T. Vandergucht
S. Venkataraman, Indien
Verlag für Homöopathie, Zum Steinbühl 7,
 D-35781 Weilburg, Deutschland, Fax
 +49-6432-5444
Verlag Müller & Steinicke, München,
 Deutschland
Frans Vermeulen, Synoptic Materia Medica
 II, ISBN 90800845-9-X, Merlijn Publ.,
 Haarlem, Niederlande
Anne Vervarcke, Belgien
Viera, Gilberto
A. Vrijiandt

VSM, Belgium bvba, Prins Boudewijnlaan 17/8, B-2550 Kontich, Belgien, Fax +32-3-4583624

VSM Geneesmiddelen bv, Berenkoog 35,NL-1822 BH Alkmaar, Niederlande, Fax +31-72-5623883 oder -5610664, email:VSM_Geneesmiddelen@compuserve.com

David Kent Warkentin,Marin County, Kalifornien, USA, Fax: +1-415-457-0688, email: <dkw@igc.org>

François Weber, Prag / Niederlande

A. Wegener

Jürgen Weiland, Bonner Talweg 215, D-53129 Bonn, Deutschland, Fax +49-228-262017

Jörg Wichmann, Niedenhofsbusch 1, D-51427 Refrath, Deutschland, Fax +49+2204-25327, e-mail: Joerg.Wichmann@t-online.de

Wilhelmer, Österreich

H.Wiliams

C.Wilkinson, Großbritannien

Julian Winston, Neuseeland

Wirth, Österreich

Marion Zachmann, Deutschland

Harry van der Zee, s. Hom.Links

Silvia Zeising, Saarbrücken, Deutschland

ZKH, Zeitschrift für Klassische Homöopathie, K.F.Haug Verlag, Adr. s. dort

**Die natürliche Verwandtschaft
der Heilmittel**

**The Natural Relationship of
Remedies**

*Angelika Bolte
Jörg Wichmann*

Alle homöopathisch verwendeten
Mittel in der Ordnung ihrer
biologischen oder chemischen
Verwandtschaften, inclusive
zahlreicher Mittel aus der
Phytotherapie und der
Bachblüten.

Insgesamt mehr als 1600
Substanzen.
Angabe der gängigen Synonyma
oder veralteten Bezeichnungen,
sowie der lateinischen, englischen
und deutschen Namen.
Mit Index nach gängigen
homöopathischen Namen und
Abkürzungen .
zweisprachig,   ca. 200 Seiten,
ISBN 3-00-001790-9

Preis 32,00 DM (Hfl oder SFr)

Erwähnt sind 900 Pflanzen,
davon 120 nur phytotherapeutisch
eingesetzte, 230 Tiermittel und
Nosoden, und 450 mineralische
Mittel.

Fagus Verlag

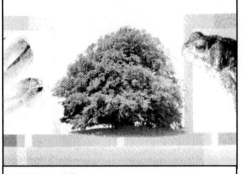

The Natural Relationship of Remedies
*Die natürliche Verwandtschaft
der Heilmittel*

*Angelika Bolte
Jörg Wichmann*

Z.B. können Sie
- auf einen Blick alle homöopathisch verwendeten
Korbblütler, Pilze, Spinnen oder aromatischen C-
Verbindungen sehen
- bemerken, daß Nux vomica überhaupt nicht mit
Nux moschata, sehr eng aber mit Gelsemium
verwandt ist, oder daß Tarentula hispanica und
Tarentula cubensis kaum verwandt sind
- die homöopathischen Mittel in der
Verwandtschaft auch zu anderen naturheilkundlich
verwendeten Stoffen sehen
- die immer wieder auftretende Verwirrung klären,
was nun wirklich womit verwandt ist und
eigentlich wie korrekt heißt
- Informationen über ein bestimmtes Mittel in
wissenschaftlichen Fachbüchern leichter
auffinden, wenn Sie genau wissen, wo Sie suchen
müssen und wie das Mittel in heutiger
Fachsprache heißt (z.B. könnten Sie lange nach
„Mygale lasiodora" suchen oder nach
„Cinnabaris").
- sehen, daß es mehr als 20 Wassermittel außer
Sanicula Aqua gibt und 70 verschiedene Nosoden,
um nur ein paar Beispiele für die erstaunlich breite
Palette unserer Mittel zu nennen.

Endlich auf Deutsch!

Arzneimittelprüfungen von Jeremy Sherr

HOMÖOPATHISCHE
ARZNEIMITTELPRÜFUNGEN

Schokolade

Jeremy Sherr und
Dynamis School

Die Arzneimittelprüfungen von Jeremy Sherr sind bekannt geworden durch ihre außerordentliche Gründlichkeit und saubere, „klassische" Ausführung und Bearbeitung. Die beiden ersten auf Deutsch vorliegenden vollständigen Prüfungstexte haben bereits Eingang in die großen Repertorien gefunden; und ihre Symptome konnten in der Praxis vielfach bestätigt werden.

Hahnemann arbeitete bei seiner Mittelwahl fast nur mit Prüfungstexten. Jeremy Sherr folgt der Devise, daß wir ein Mittel nur wirklich gut verstehen können, wenn wir die Originalprüfung gelesen und uns mit ihr auseinandergesetzt haben. Er veröffentlicht den ursprünglichen Text der Prüfenden in vollem Wortlaut, ohne die Symptome zusammenzufassen oder auf Rubriken zu reduzieren.

die ersten Bände:

Schokolade und **Hydrogenium**

ISBN 3-933760-01-1   ISBN 3-933760-02-X

Alle homöopathischen Arzneimittelprüfungen von Jeremy Sherr werden in dieser Reihe in deutscher Übersetzung in gleichem Format vorgelegt werden. Das Format (90% A4) soll ermöglichen, die Bände als Bücher einzeln zu sammeln, sie zusammenzuheften zu einem Band oder sie in persönlichen Ordnern den einzelnen Arzneimitteln zuzuheften.

je Band   DM 30,00

im Fagus Verlag

Die Veröffentlichung weiterer Prüfungsunterlagen ist geplant.